Genetisk vägledning

En handbok

Ulrika Hösterey Ugander 1951–2020

Ulrika påbörjande arbetet med att sammanställa sina föreläsningar och övningar från vår kurs i klinisk genetik och genetisk vägledning år 2018. Vi testade upplägget på ett par kurser innan boken fick sin nuvarande form. Ulrika försvagades under hösten 2020 då en allvarlig sjukdom förvärrades, men viljan att bli färdig med denna bok fanns hela tiden.

Boken lämnades till tryck i början av december och publicerades första gången den 17 december. Den 23 december lämnade Ulrika oss, en stor förlust för oss alla.

Ulrika var pionjär inom genetisk vägledning, ett ämne där hon starkt bidrog till utvecklingen genom sitt arbete med familjer med Huntingtons sjukdom. Detta blev viktigt när vi började få möjlighet att göra genetiska tester och identifiera de familjemedlemmar som skulle komma att utveckla sjukdomen.

Ulrika insåg tidigt vikten av multidisciplinära team. Hon hade en central roll vid bildandet av Huntingtonteamet vid Sahlgrenska sjukhuset i Göteborg och var en flitig föreläsare och inspiratör för kollegorna runt om i landet.

Vi saknar henne och hoppas att hennes kunskap kan förmedlas och bevaras genom denna bok, som förtjänar att läsas av många medarbetare inom omsorg och hälso- och sjukvård.

Lund, våren 2021

Ulf Kristoffersson

ULRIKA HÖSTEREY UGANDER
ULF KRISTOFFERSSON

Genetisk vägledning

En handbok

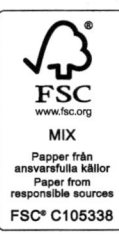

Förlag: BoD – Books on Demand, Stockholm, Sverige
Tryck: BoD – Books on Demand, Norderstedt, Tyskland
ISBN: 978-91-7969-315-2

Innehåll

Förord

Denna bok tillkom efter den första kursen i Klinisk genetik och genetisk väg-ledning 2016–2017 vid Genetiska kliniken i Lund, då motsvarande litteratur på svenska saknades. Boken var ett komplement till de webbföreläsningar som ingick i kursmomentet Genetisk vägledning. Som avslutning finns ett appendix med en kort introduktion till klinisk genetik för den som inte har någon förkunskap.

Vi har avsiktligt valt att hålla produktionskostnaderna nere för att kunna er-bjuda en bok som alla kan ha råd att införskaffa. Detta innebär emellertid att bildkvaliteten på en del illustrationer inte är optimala, vilket vi beklagar, men hoppas att boken trots det ska stimulera till läsning och reflektion.

Med genetisk vägledning avses i stort den kommunikativa process vid vilken "experten", den genetiska vägledaren, överför information om arv och ärftlighet riktad till en enskild person eller familj med fokus på det tillstånd som är aktu-ellt i familjen. Den genetiska vägledaren kan vara en läkare, sjuksköterska eller annan person med kompetens inom komplicerad vårdkommunikation, som fått en fördjupad utbildning inom medicinsk genetik och kommunikation.

I många länder finns formaliserade utbildningar för att få titulera sig "genetisk vägledare", dock inte så i Sverige. Svensk förening för medicinsk genetik, SFMG, har tillsammans med Vägledarföreningen tagit fram ett kursmål, som leder till en certifiering. Ambitionen är att denna kurs ska fungera som ett delmål för dem som vill erhålla denna certifiering.

Det är vår förhoppning, att denna bok ska bidra till att öka kunskapen om vad genetisk vägledning är och ge en uppfattning om hur man kan gå till väga i ett vägledningssamtal.

Särö och Lund i november 2020

Ulrika Hösterey Ugander *Ulf Kristoffersson*

1. Genetisk vägledning

De flesta läkare, sjuksköterskor och andra, som arbetar inom hälso- och sjukvården, har i sin yrkesutövning ställts inför en patient eller anhörig som frågar "Är detta ärftligt? Kan detta hända igen? Hur stor är risken att detta ska hända igen för oss eller för andra i familjen, och vad kan man göra för att förhindra det?"

De allra flesta ärftliga sjukdomar vi känner till orsakas av en förändring i en enda gen, så kallad monogen nedärvning. Beroende på hur anlaget uttrycks kan risken för barn och andra släktingar att drabbas variera på ett förutsägbart sätt. Även kromosomavvikelser ärvs i en familj på ett motsvarande sätt. Dock sammantaget, så orsakar kromosomavvikelser och monogena sjukdomar mindre är 10 procent av all sjuklighet. Däremot finns det i majoriteten av alla sjukdomstillstånd, cirka två tredjedelar, en genetisk variation som bidragande orsak. Denna genetiska variation kan bestå av små variationer i arvsmassan. Kanske flera hundra olika gener lämnar bidrag till att en sjukdom uppstår, till exempel cancersjukdom eller hjärt-kärlsjukdom.

För den genetiska utredningen finns i princip två olika scenarier. Det ena är när ett barn drabbats och det är föräldrarna, som ska informeras och det andra är då det gäller en vuxen, som själv ska ta emot den givna informationen. När den genetiska utredningen är klar, vare sig man funnit någon förändring i arvsmassan eller ej, är det barnläkaren eller vuxenspecialisten som tar vid. Vilka åtgärder som kan bli aktuella är beroende på vilka symptom, som föranlett utredningen och vilken framtida utveckling av tillståndet som kan förväntas. Det kan vara åtgärder från såväl barn- som vuxenhabiliteringen som läkemedelsbehandling blir nödvändig.

För barn gäller, att föräldrarna tidigt involveras i utredningen, så att en diagnos inte kommer oväntat. För föräldrarna börjar då en bearbetning och anpassning till att deras barn kommer att ha speciella behov och även att ta ställning till fosterdiagnostik, om man vill ha fler barn. För vuxna är det viktigt, att de får en bild av tillståndet och vad det kan leda till för uppföljning eller andra åtgärder. Det är också viktigt, att man om möjligt har sina nära anhöriga med sig så att de så samtidigt som möjligt kan få besked om diagnos och åtgärder.

I denna omställningsprocess är den genetiska vägledningen viktig. Den bör ske separat från den kliniska utredningen och omhändertagandet av tillståndet. Inom barnsjukvården utreds ofta föräldrarna samtidigt som barnet, medan familjemedlemmar oftast inte utreds i samband med den diagnostiska utredningen av vuxna. Såväl föräldrar som deras anhöriga bör erbjudas remiss till en kliniskt genetisk enhet för information och ställningstagande till utvidgad utredning. Det kan gälla att få information om ärftlighet och hur detta påverkar syskon och andra nära släktingar samt sannolikheten att vara anlagsbärare och därmed att få ett sjukt barn eller insjukna själv. Patienten måste få besked om vart släktingar kan vända sig för att få egen information. Dessa friska personer har ingen direkt hemvist inom barnsjukvården eller den specialiserade vuxensjukvården och primärvården har inte uppdraget eller kunskapen att genomföra dessa utredningar. Det blir därför oftast den kliniskt genetiska mottagningen, som får ta hand om familjemedlemmarna och informera dem om sina möjligheter till utredning.

På vägledningsmottagningen kan läkaren och/eller den genetiska vägledaren diskutera ärftligheten, vilka andra släktingar som är berörda och eventuell framtida fosterdiagnostiks möjligheter och begränsningar. Även om diagnosen är oklar kan föräldrarna behöva träffa en klinisk genetiker för ett samtal.

All genetisk vägledning grundar sig på en så noggrann klinisk och genetisk diagnos av ett sjukdomstillstånd som möjligt i familjen.

I konsultationen ingår följande moment:

- Ta en familjeanamnes med insamlande av information om sjukdom i den nära släkten, vanligtvis omfattande syskon, barn, föräldrar, mor- och farföräldrar, deras syskon, deras barn och eventuella barnbarn. I vissa fall kan man behöva få ta del av släktingarnas journaler, vilket innebär att dessa, om de lever, måste kontaktas och ge sitt tillstånd. För avlidna släktingar måste en så kallad menprövning göras, det vill säga man måste värdera, om den avlidne skadas, om man får ta del av journalhandlingar. Inom klinisk genetik är det praxis om den anhörige inte är en förälder eller ett barn, att en förstagradssläkting ger ett samtycke. Detta brukar vara tillräckligt för att få ta del av journalhandlingar.
- Tolka familjeinformationen, rita ett pedigree, släktträd, grundat på tillgänglig vetenskaplig information, upplysa om tillståndets eventuella ärftlighet på ett icke-direktivt sätt. Genom att rita ett släktträd, klargörs hur familjestrukturen

ser ut. Man får klart för sig olika drabbade personers släktskap och kan utifrån detta få en bild av nedärvningsmönstret, vilket underlättar den molekylärgenetiska utredningen.

- Stötta patienten, speciellt under den tid som de måste fatta svåra livsavgörande beslut, eller vid andra tillfällen då de behöver stöd, beroende på sin genetiska bakgrund. Vilka behov av stöd patienten har, varierar med diagnos och familjesituation. I de fall där man diagnosticerat en icke botbar sjukdom, så kan förstagradssläktingarna till en sjuk behöva mycket stöd, före ett beslut om egen utredning.

På grundval av den givna informationen, kan sedan patienten fatta sitt eget beslut om hur kunskapen ska utnyttjas. I detta beslutsfattande finns inget rätt eller fel. Det är patientens egna värderingar, som styr beslutet. Patientens uppfattning om vad som är rätt, kan förändras över tiden, till exempel kan ett beslut att utnyttja möjligheten till fosterdiagnostik vid ett tillfälle vara lika rätt som att vid ett annat inte utnyttja det. Vägledarens roll är, att hjälpa patienten finna sina egna värderingar. Vägledarens förhållningssätt är därför viktigt, stöttande men inte styrande. För att kunna göra detta på ett bra sätt, måste vägledaren ha en grundläggande kunskap i såväl vägledningsmetodik som klinisk genetik.

2. Samtal och kommunikation

Genetisk vägledning, samtalsmiljö och patientcentrerat förhållningssätt

Redan ordet sam-tal markerar att vi gör något tillsammans. Vi båda talar när vi kommunicerar och vi samarbetar. Ordet kommunikation bygger på latinets *communis,* som betyder gemensamt. Att leva är att kommunicera. Vi blir till och vi utvecklas i dialog med andra. Samtalet är nyckeln till en positiv personlighets-utveckling. Att få uttrycka våra tankar och känslor behöver vi människor under vår utveckling från barn till vuxen.

Konsten att vara lyhörda hjälper oss till förbättrad kommunikation. Varje reaktion hos den andre avgör hur vi går vidare. Att bli lyssnad till – att det finns en mottagare, är avgörande vid kommunikation. Brist på samtal skapar missförstånd och konflikter. Det goda samtalet innebär bådas delaktighet i samtalet – vi gör något gemensamt. Att i ord beskriva något, abstrakt eller konkret, är en metod som sedan urminnes tider är känd som en väg till kunskap och insikt.

Kommunikation förknippar vi huvudsakligen med samtal. Vi utbyter ord mellan oss. Ord som ger mening till det vi vill förmedla till den andre. Men vi kommunicerar även utan ord.

Icke-verbal kommunikation

Det icke-verbala, ordlösa, kroppsspråkets del av hur vi kommunicerar med varandra är enligt forskningen den största delen i kommunikation. Siffror mellan 55 procent och 80 procent av kommunikation anges i olika studier om kropps-språkets betydelse vid kommunikation.

Det första språket det lilla barnet lär sig är kroppsspråket. Även om barnet hör våra ord så är det kroppsspråket barnet lär sig först genom imitation och vice versa. Barnet prövar ett leende och blir besvarat med ett leende. På så sätt förstärks och lärs ett kroppspråks beteende in via imitation. Det fortsätter vi göra under hela livet. Lyft på ögonbrynen när du samtalar med någon och snart gör den andre på samma sätt. Det finns otaliga exempel på hur vi imiterar varandra med kroppsspråket. När du sitter i en soffa med andra och lutar dig fram så lutar snart även de andra sig fram. Leendet hos det lilla barnet som det imiterar kan efter hand i barnets utveckling även avläsas i andra biologiska/fysiologiska reaktioner.

Grundaffekterna: Glädje, sorg, rädsla och ilska finns i alla kulturer. Barn visar dem väldigt tydligt, innan de blir hämmade av olika sociala och kulturella normer, som barnet lär sig under uppväxten. De basala affekterna är fler enligt senare sammanställning; välbehag, glädje, intresse, upphetsning, förvåning, överraskning, ledsnad, förtvivlan, sorg, vrede, raseri, rädsla, skräck, avsky, avsmak/förakt och skam (Tomkins 1991 och Ekman 1992). Olika fysiologiska reaktioner vid ansiktsuttryck, som återspeglar dessa affektuttryck, har man kunnat mäta. Exempelvis är hjärtfrekvensen fyra gånger så hög vid vrede och rädsla som vid förvåning.

Energinivån i kroppen skiljer sig mycket mellan olika känslor. Känslor smittar (Basch med flera). Att vi som professionella blir påverkade av våra patienters känslotillstånd är ett välkänt fenomen. Det finns neurokemiska bevis i olika studier på att så är fallet. Kroppsspråket har mot denna bakgrund störst betydelse när vi kommunicerar. Enligt vissa studier så tolkas 55 procent av kommunikation enligt kroppsspråket, 38 procent av röstens kvalitet, 7 procent av innehållet eller orden som används. Så 55 upp till 80 procent är icke-verbala delar i kommunikationen mellan oss människor.

Kommunikationen, både verbal och icke-verbal, förändras över tid och mellan generationer. Tänk bara på hur vi hälsar på varandra. Hälsningsceremonin förändras över tid. Exempelvis under 1950- till 60-talet bar herrar ofta hatt och man lyfte på hatten som hälsning när man mötte en bekant på gatan. En gest som idag är mycket ovanlig. Mellan generationer förändras likaså hälsningen.

Idag kramas vi i större utsträckning. Kulturellt kramas vi bara på ena sidan kind mot kind medan man i Frankrike och Ryssland möts kind mot kind växelvis två eller tre gånger. Kulturkompetens, alltså vad som gäller för kroppsspråket, är värdefullt att tillägna sig, när man kommer till en ny kultur.

Graden av medvetenhet om kroppsspråket skiljer sig. Exempelvis, att sändaren rodnar omedvetet och mottagaren tolkar medvetet att den andre är blyg. Sändaren talar med spänd röst och rör sig spänt. Detta leder ofta till att mottagaren känner obehag, vilket är en mer omedveten reaktion, medan jag medvetet och avsiktligt kan kasta slängkyssar till dig och du kan helt medvetet uppfatta min uppskattning.

Många av oss använder gester för att förstärka det vi vill få sagt med ord. Forskning visar också att våra gester gör, att vi har bättre tillgång till vårt ordförråd. Om man håller fast händerna bakom ryggen på någon så sjunker tillgången till personens ordförråd. Icke-verbal kommunikation kompletterar och är överordnad verbal kommunikation. En forskare stod i en kö för att köpa korv. Han frågade andra köande "Hur mycket kostar en korv?" och samtidigt knackade han på sitt armbandsur. Budskapet var förvirrande för dem han frågade och han fick inget svar. Det motstridiga kan också användas med framgång där det klart framgår att det icke-verbala är överordnat. En lärare kritiserar sina elevers arbete samtidigt som han ser vänlig ut. Så trots kritiken visas uppskattning, som gör det lättare för eleverna att acceptera kritiken.

Vilka källor finns för kroppsspråket?

1. *Hörsel – den auditiva förmågan*
   Intonation – tryck, tonhöjd, duration, pauser och betoning är exempel på hur olika en röst kan låta. Exempelvis en aggressiv eller eftertänksam eller känslig röst har stora olikheter. Dialekter markerar ofta social situation. Dessutom fnyser, smackar, fnissar, suckar, fräser, frustar, visslar, sniffar, smäller, klappar, pustar, stönar, snyftar, ylar och stampar människor i olika utsträckning som tillägg till talet.
2. *Synen – den visuella förmågan*
   Detta sinne anses av många vara den viktigaste källan till hur vi avläser den andres ansikte och ögonkontakten. Ögonen har stor betydelse och stora pupiller väcker intresse, varför kvinnor i vissa tider tog Belladonnadroppar i ögonen vilket vidgade pupillerna.

13

Huvudets rörelser, om man böjer sig framåt, bakåt eller i sidled, uppåt och nedåt, samt typen av rörelsen. Om man ruskar, skakar, nickar, kastar, vrider eller skjuter fram huvudet. Främst anses ögonen avslöja vårt inre. De kallas ofta själens spegel. Därefter läser vi av munnen hos den andre och som tredje del skannar vi över ansiktet.

3. *Känsel – det kinestetiska sinnet*
   Detta sinnes betydelse är mer outforskat. Vad upplever vi? Vad smittar vid beröring? Beröring; det finns mycket vi kan kommunicera genom till exempel en handtryckning. Prova att hålla den andres hand lite längre än vad som är socialt acceptabelt. Vad händer?

4. *Luktsinnet*

Här spelar hygienen, nervositet, energi eller matvanor roll i hur vi uppfattar den andre.

Vad gäller kroppsspråk har alla människor ett visst revir, ett behov av ett eget område runt sig. Närmast har vi den intima sfären på en halvmeter upp till en meter, medan den personliga sfären sträcker sig 1–1,5 meter runt oss. Den korta sociala distansen, den så kallade umgängeszonen, är1,5–2,5 meter. Den långa sociala distansen, det som vi kallar offentlig zon, är upp till 3,5 meter. Den korta sociala distansen medger ögonkontakt och är det vanligast avståndet för två obekanta när man möts. Håller vi för långt avstånd kan vi upplevas distanserade. Står vi för nära upplevs det som provocerande och hotfullt. Reviret har klara kulturskillnader, vilka är angelägna att lära sig inför mötet med andra kulturer.

Avslutande kommentarer om den icke-verbala kommunikationen

Kännedom och medvetenhet om kroppsspråkets betydelse är viktig när vi kommunicerar och vill förbättra vår kommunikation. Med kroppsspråket kan vi förstärka vårt verbala språk. Ögonkontakt förmedlar mycket. Hur vi tar i hand, handtryckningen, som vi inleder en kontakt med en patient med, förmedlar en hel del. Vår klädsel sänder signaler liksom att vår klädsel får oss själva att känna oss bättre till mods om vi gillar det vi har på oss. Hållningen kan bidra till hur vi känner oss. En krökt hållning ger ett mer återhållet intryck. Man vet att människan känner sig mindre nedstämd när hon sträcker på sig. Beröring har tidigare nämnts men även beröring av oss själva såsom exempelvis att pilla i håret eller på andra ställen på vår kropp ger ett mer osäkert intryck. Hur vi berör den andre/besökspersonen, kan förmedla och visa ökad kontakt och trygghet samt mycket mer.

Begreppet genetisk vägledning

Vägledning = lotsa, visa vägen, lära med information, underlätta att den andre blir delaktig eller ett annat ord; delaktiv. Genetisk vägledning är en översättning från engelskan "genetic councelling". Det engelska begreppet för tanken till översättningen "genetisk rådgivning". Men vi ska inte ge några råd utan istället förse patienten med tillräcklig information så att denne självständigt kan fatta ett eget beslut. Många söker råd under den genetiska utredningen; med frågan *Hur skulle du göra?* Den ska vi inte besvara utan möta patienten där denne är, i sin villrådighet. Förslagsvis "Jag anar att det är svårt att ta ställning, fatta ett beslut för dig – låt oss utforska lite mer vad du själv tror är bäst för dig." Behöver patienten mer information? Det är vår uppgift att förse personen med tillräcklig information, så att den kan fatta ett självständigt beslut. I denna beslutsprocess ska vi bistå patienten. Vi ska ge information och möta patientens reaktioner på denna information. Uppdraget som genetisk vägledare innehåller olika sorts samtal men alltid med patienten i fokus. Här följer några punkter om innehållet i vägledarsamtalen och på vilket sätt vi ska finnas till för patienten.

Uppdraget som genetisk vägledare består av:

– att bidra till förståelse av fakta
– att översätta vetenskaplig information till mer begriplig information
– att integrera den genetiska informationen
– stöd i att förstå och hantera nutid
– psykologiskt stöd under den genetiska utredningsprocessen
– psykologiskt stöd och krishantering för att hantera provsvar
– förberedelser inför framtiden.

Patientcentrerat förhållningssätt

Det professionella samtalet mellan genetisk vägledare och patient är från början ojämlikt. Patienten kommer till en mer kunnig person för att få någon form av hjälp. Det medför att patienten är i en underlägsen position. För att skapa ett mer jämlikt förhållande fokuserar vi på patienten, s.k. patientcentrerat förhållningssätt. Det innebär, att tidigt ta reda på patientens förväntningar och agenda inför samtalet. Målet med samtalet/konsultationen är att få en gemensam förståelse av patientens genetiska problem. Den fortsatta handläggningen planeras i samråd och önskvärt är, att patienten fullföljer den gemensamt överenskomna planeringen. Det finns omfattande forskning kring kommunikation i vården, som stöder patientcentrerat förhållningsätt. Fokus är patienten och dennes upplevelser av problemet och dennes livssituation. Metoden vid patientcentrerat förhållningssätt bygger på fyra delar och en tydlig struktur följs vid patientcentrerat förhållningssätt.

1. Öppningsfas med presentation, beskrivning av agendan vid dagens samtal och vad som sker efter samtalet.
2. Patientens del; där fokus är patientens berättelse.
3. Vägledarens del; där information förmedlas i dialog.
4. Gemensam avslutande del. Perspektivet med dialog och samarbete behålls under samtalen.

Istället för begreppet patientcentrerat förhållningssätt används i viss litteratur personcentrerat förhållningssätt, patient byts ut till person. Bakgrunden till detta begreppsbyte är att ordet "patient" benämns den person med sjukdom, som söker sjukvården. Vid genetisk vägledning möter vi oftast friska personer och därför är rubriken personcentrerat förhållningssätt lämplig och individen, som kommer till oss, vill vi se som en person och inte som en patient. Vi möter en person som ofta har sin hälsa men har genetisk risk för någon funktionsnedsättning/sjukdom.

Miljön kring samtalet

Vi inleder betraktelsen utanför samtalsrummet. Den yttre miljöns betydelse kan vara värd att reflektera kring. Miljöns betydelse ska inte underskattas när det gäller informations- eller läkningsprocesser. Sjukhusmiljön upplevs ofta som steril, ogästvänlig, med kalla färger, starkt ljus och annat, som inverkar stressande på personer som kommer till sjukhus. Flera studier visar, att god miljö med rogivande färger och genomtänkt inredning medverkar till att patient och närstående kan känna lugn och trygghet och det ökar möjligheten att ta till sig information.

Sjukhusmiljön

Redan byggnaden, där kontakten sker, har betydelse. En jättestor byggnad ger signaler om makt, effektivitet, opersonlighet medan en liten enplans vårdcentral kan utstråla vänlighet, intimitet och närhet. Vad finns det för mötesplatser i sjukhusmiljön? På vissa sjukhus har man insett behovet av mötesplatser och skapat en central och välkomnande plats dit patienter och närstående kan komma för att finna lugn och ro. Vid denna mötesplats kan man tillgodose behovet av information genom skriftliga broschyrer och filmer som visas på skärmar. Denna mötesplats kan finnas centralt på sjukhuset och en närmare mötesplats är mottagningens väntrum.

Väntrummet

Väntrummet på mottagningen kan möbleras så, att det ger intryck av omsorg och psykologisk förståelse. Man bör tänka på, att där sitter människor med sin oro. Ofta sitter man på rad och blir betittad av varandra. Skarpa lysrör i taket och en receptionist bakom en glasvägg. Hur kan vi göra väntrummet mer välkomnande? Med enkla förändringar såsom punktbelysning och möblering i små grupper kan väntrummet bli mer välkomnande.

Besöksrummet

Möbleringen i rummet där vi tar emot patienten/familjen är värd att tänka över. Helst sitter vi snett mitt emot varandra med ett lägre bord emellan oss, figur 1. Med denna placering behöver man inte titta varandra i ögonen hela tiden som när man sitter rakt mitt emot varandra. Det lägre bordet blir en avlastning att lägga papper etcetera på. Ett högre bord markerar ett avstånd, ett hinder. Finns fönster är det en fördel att kunna se det som patient. Kan man titta in utifrån bör patienten däremot sitta så att man inte syns. Vad gäller dörren bör patienten sitta så att man kan se den, den "psykologiska flyktvägen".

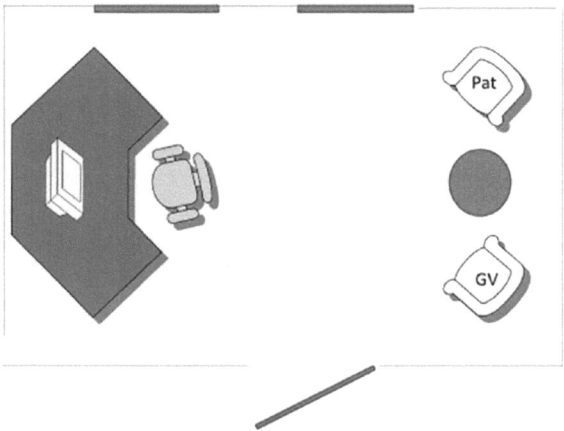

Figur 1. Samtalsrummet

Vid parsamtal eller familjesamtal sitter man bäst i en cirkel så att alla kan se varandra i ögonen och på samma avstånd till de professionella, figur 2.

18

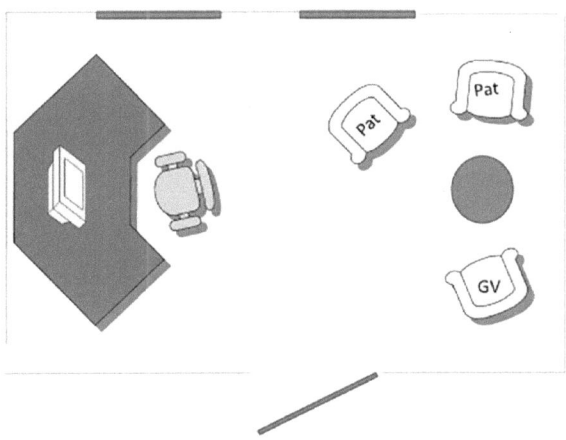

Figur 2. Samtalsrummet vid parsamtal

Vid tolksamtal sitter tolken bäst nära, snett bakom patienten, figur 3. Samtalet förs mellan genetisk vägledare och patient och dessa bör kunna se på varandra. Tolken är ett verktyg i samtalet, ett hjälpmedel för att förstå varandra, och sitter därför snett bakom patienten.

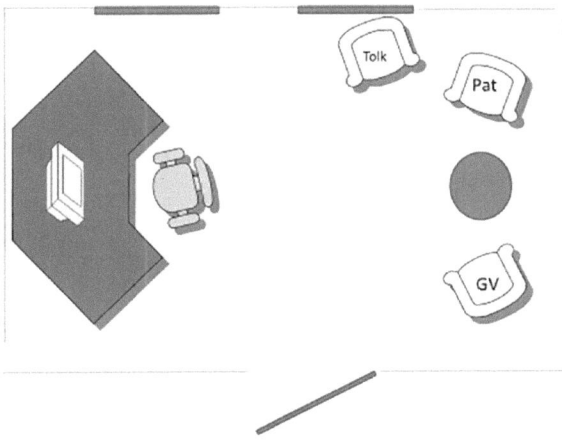

Figur 3. Samtalsrummet om man har tolk

Klocka

Värdet av att hålla tider för start och avslutning av samtalen, är angeläget för alla parter. En synlig klocka i besöksrummet underlättar för både patient och vägledare, att hålla tiderna. Tiderna görs upp om i en överenskommelse mellan vägledare och patient. Att använda egen klocka på armen eller i mobilen och försöka snegla på den i syfte att undvika, att patienten ska se det, misslyckas förr eller senare. Att hålla tiden ingår i ramarna i den gemensamma överenskommelsen för samtalet.

Ostörd

Självklart ska man sitta ostörd under samtalen. Att stänga av mobilen är givet. Tänk på att även surr från mobiltelefonen i fickan distraherar.

3. Struktur för ett samtal – samtalskonst

Att följa en överenskommen struktur för samtalet, inger trygghet för både patient och vägledare. Mötet blir förutsägbart för båda parter.

Samtalskonst, att bli en god samtalare är som att utveckla en konstart. Konstnärer kan lära vissa teorier, men därefter följer övning och åter övning. Övning med reflektion och handledning. Denna process fortskrider hela livet hos en god vägledare

För att mötet ska bli förutsägbart för patienten eller familjen, som kommer til den genetiska vägledaren, kan vi redan före besöket underlätta förberedelsen.

Förberedelser inför samtalet

Att förbereda patienten före besöket med information och eventuellt personlig telefonsamtal, underlättar inför mötet på mottagningen. Exempel kan vara

- Via en informativ hemsida kan vi redan före besöket informera, "möta" patienten.
- Via en informativ kallelse kan vi förbereda patienten inför besöket.
- Ett förberedande telefonsamtal där patientens förväntningar på besöket efterfrågas och matchas mot vad den genetiska vägledningen kommer innebära, är ett utmärkt sätt att förbereda patienten inför besöket.
- Skriftlig information, när patienten väl kommer till väntrummet, kan underlätta förberedelsen inför det fortsätta genetiska vägledningssamtalet.

Struktur för samtalet – samtalets disposition:

1. Presentation – Mötet
2. Syftet med samtalet och 3 F (Förväntningar – Farhågor – Föreställningar)

3. Ramar för samtalet
   - Upplägg för dagens möte
   - Tider
   - Uppföljning/återbesök
4. Avslutning

Mötet

Hur skapar vi förutsättningar för ett gott möte? Det gör vi genom att skapa en god relation till patienten.

Följande disposition bidrar till att skapa en god relation:

1. "Hur mår patienten där hon/han sitter i stolen?" Svaren på första frågan får vi genom att avläsa icke-verbala signaler.
   A) Har vi ögonkontakt – om inte, vad kan det bero på? Rädsla, oro, blygsel, motstånd eller ilska.
   B) Vad hör vi med öronen? Hur är talet? Är det lugnt eller forcerat? Vad hör vi i patientens andning? Är den ytlig och hastig, så tyder det ofta på anspänning. Be patienten att ta tre djupa andetag och slappna av. Det kan bidra till en mer avslappnad stämning.
   C) Vad ser du i patientens kroppshållning? Ser du en anspänning, sitter patienten ytterst på stolen? Erbjud patienten att luta sig tillbaka och sitta mer bekvämt.
   D) Den sista punkten är vi själva. Att vända sig till sig själv och ställa sig frågan – Hur har jag det just nu? Är jag till exempel belastad av någonting privat, som jag mer aktivt behöver lägga åt sidan idag/just nu, för att kunna fokusera på patienten?
2. Nästa fråga handlar om huruvida vi båda är överens om syftet med samtalet, vilket krävs för att kunna möta patienten där patienten är. Detta behöver vi utforska grundligt. De tre F:en är ett erkänt bra tillvägagångssätt för att stämma av vad patienten har för tankar om samtalet. Vilka förväntningar har patienten på det förestående samtalet? Att gå till genetisk vägledare är okänt för många. Lyssna in vad patienten svarar om sina FÖRVÄNTNINGAR på

samtalet. Besvara inte frågan ännu utan avvakta med din del, tills du har ställt frågorna om de andra två F:en.

F nummer två handlar om patientens FARHÅGOR. Vad har patienten för farhågor inför besöket idag? Vad kan patienten känna för oro inför samtalet? Ordet farhågor är kanske främmande men använd en annan formulering, exempelvis: Vad oroar dig inför samtalet här idag?

Det tredje F:et gäller frågan: Vad har du för FÖRESTÄLLNINGAR om det du är här för idag? Vad tänker patienten om orsaken till att hen är här? Vad har patienten för tankar/föreställningar om sjukdomen/tillståndet, som är skälet till besöket?

När man fått svaren på de 3 F:en klargör man i dialog med patienten hur förväntningarna stämmer med det planerade upplägget och vad som kommer ske under den genetiska vägledningen. Det patienten uttryckt av farhågor och föreställningar bemöts likaså i dialog. Målet är, att båda är överens om syftet med samtalet och att vägledaren fått en inblick i vad patienten har för föreställningar och farhågor om tillståndet som ska utredas. Genom att man ställer frågor kring de 3 F:en och inte besvarar dem genast, utan ställer fler utforskande frågor, får patienten tala en hel del tidigt i samtalet. Detta förhållningssätt innehåller ett indirekt budskap, att vägledaren vill lyssna på patienten och höra dennes berättelse. Inledningen av en relation präglar oftast hur den senare fortskrider.

3. Ramarna och disposition för samtalet

Tiden för inledning och avslutning av samtalet bör framgå av kallelsen. Självklart är en av våra uppgifter som vägledare, att hålla ramarna för mötet. Klargör vad innehållet i dagens möte är, exempelvis: "Vi kommer att tala om din familj, rita ett familjeträd och gå igenom innehållet i fortsatt utredning i 45 minuter."

Därefter berättar man vad som händer efter dagens besök, när man ev. träffas igen; hur man följer upp besöket.

4. Avslutning

Avslutning är en del i samtalet och ska göras enligt tidsöverenskommelse man gjorde i inledningen. Vi har tidigare förvarnat och klargjort när samtalet ska rundas av, enligt klockan. Är patienten känslomässigt påverkad när tiden närmar sig sitt slut förvarnar vi. "Nu har vi fem minuter kvar." Patienter brukar samla ihop sig och kunna avsluta efter den kommentaren. Nästa tid har vi bokat, annars kan bokningen av ny tid ingå i avslutningen.

Vid mottagningsbesöket bör vi sträva efter att avsluta på avsatt tid. Tiden är angelägen att hålla för att det förutsägbara ska fullföljas under hela samtalet.

Ofta är det lättare att inleda ett samtal med tydlighet, medan avslutningen kan vara svårare. Vi kan ibland behöva be patienten att avrunda en berättelse, som patienten är mitt uppe i, på grund av att tiden för konsultationen börjar ta slut. Oftast finns möjlighet för fortsättning vid nästa samtal. Det kan vara svårt att avsluta ett samtal om patienten mot slutet av tiden börjar bli upprörd/berörd med känslouttryck. Genom att vi tidigt angett samtalets ramar och avslutningstiden, är det lättare att återkomma till detta vid avslutningen. Kanske känns det som om man avvisar en patient, som gråter när samtalstidens slut närmar sig, men genom att säga "om fem minuter är vår tid ute för idag" förvarnar vi om den kommande avslutningen. De allra flesta personer samlar ihop sig och är med på överenskommelsen. Vi avrundar och känslor och tankar kan följas upp vid kommande samtal.

En struktur som denna, inger trygghet och gör samtalet mer förutsägbart. Patienten är bättre förberedd och kan därmed bättre ta till sig det vi talar om under samtalet.

Ytterligare tankar runt samtalet

Egen förberedelse

Ge dig själv minst några minuter efter besöket så avslutar du det mentalt.

Behöver man skriva några minnesanteckningar eller direkt skriva sina journalanteckningar? Korta minnesanteckningar efter besöket, är oftast en hjälp att avsluta mötet och hjälper minnet, om man har flera besök efter varandra, men det bästa är om man har avsatt tid för journalföring och eventuellt remisskrivande. Därefter förbereder man sig inför nästa möte. Om du hellre skriver journalanteckningarna i slutet av dagen är korta minnes-anteckningar viktiga, för att senare skriva journalanteckningarna.

Inför nästa besök förbereder du dig genom att läsa anteckningar om patienten, som du kommer att möta, och försöker att mentalt förbereda dig på besöket.

Samtalskonstens verktyg

Lyssnandets konst

Att inte tala är viktiga delar i samtalsmetodiken. Det vanligaste felet professionen gör är att vi talar för mycket. Om vi istället låter patienten berätta och vi lyssnar färdigt, får vi svar på många av de frågor vi tänkte ställa.

Att vi vill lyssna förmedlar vi med vårt kroppsspråk. Hur gör vi det? Att se den andre i ögonen, att nicka för att bekräfta eller att humma är sätt att visa intresse och förmedla, att vi vill att den andre fortsätter tala. När vi blir mer intresserade lutar vi oss framåt. Detta kallas att "lyssna aktivt". Att lyssna färdigt innebär att försöka se berättelsen ur patientens perspektiv. Genom att ställa öppna frågor kan vi också uppmuntra personen att berätta mer. Med så kallade "utforskande frågor" får vi veta mer.

Spegling är ett annat sätt att få den andre att fortsätta tala och för lyssnaren att fortsätta lyssna aktivt. Spegling innebär att man upprepar de sista orden patienten säger, ordagrant, och det upplevs som att den andre vill veta mer. Spegling med reflektion innebär, att man lägger till några reflekterande tankar i sin spegling, kring det som sagts, med syfte att uppmuntra patienten att tala vidare.

Att lyssna är en konst och vi behöver träna denna förmåga för att bli bättre. I forskning kring professionella samtal, när man mäter vem som talar mest, är det oftast den professionelle som talar mest. Den professionelle kan känna tidspress inför allt, som man borde hinna med under dagens samtal och då blir det en utmaning att lyssna på patienten. Forskning visar att vi oftast får höra det mesta vi vill få veta från patienten, utifrån patientens perspektiv, om vi lyssnar färdigt.

Träna förmågan att vara tyst. I samtalsmetodiken är *pausen* ett potent verktyg Att tillåta pauser är lika med att kunna vara tyst lite längre. Förmår vi vara tysta lite längre uppfattas det som en inbjudan att berätta mer. Pausen är ett utmärkt verktyg för att fördjupa samtalet. Tystnaden behöver vi kunna lära oss tåla, men även att värdera. Är vi tysta för länge och patienten tyckts bli besvärad, då tar vi över och talar. Tecken på att tystnaden blir besvärande känner vi oftast av kroppen, i atmosfären, och vi kan se det på patienten, som börjar flacka med blicken eller uppvisar andra tecken på obehag.

Öppna frågor – slutna frågor

För att få höra och lyssna till patientens berättelse använder vi frågor.

Öppna frågor har inga givna svar. De ger oss mer information när vi ställer dem. Öppna frågor syftar till att ge personen möjlighet att tänka efter och sätta ord på sina tankar och känslor. De öppna frågorna inleds med orden: *Vad? Hur? När? Vem?* Undvik frågan "Varför?" Frågeordet "Varför?" leder oftast till en intellektuell förklaring, när vi i det professionella samtalet istället vill ha mera direkta svar av våra patienter. Ställer man frågan "Varför?" till barn upplevs det oftast som en anklagelse, därför bör det undvikas.

Exempel på öppna frågor:

- Vilken är bakgrunden till den här situationen?
- Vad hände?
- När?
- Vad hände sen?
- Vad gjorde du då?
- Vad tänkte du?
- Vad kände du?
- Vad menar du mer exakt?
- Vad kan det bero på?
- Vilka alternativa tolkningar finns?
- Hur tror du att du kommer att reagera om du gör så här?
- Hur kommer det sig att du tror det?
- Vad kan du göra?
- Vad tycker du att andra bör göra?
- Vad kan du göra för att påverka?

Menyfrågor

Det innebär att svarsalternativ ges i frågan, som underlättar för dem som har svårt att förhålla sig till öppna frågor.

Exempel: *"Det finns många sätt att se på hur man vill informera sin familj. Vissa avstår helt – det är för svårt. Andra tar en person i taget eller alla samtidigt. Är det något som stämmer för dig?"*

Slutna frågor

I en sluten fråga finns svaret i frågan. Där finns oftast två eller ibland tre svarsalternativ. Den inleds ofta med verb eller adverb. Den syftar till att samla information eller klargörande, vilket också har plats i ett samtal. Exempelvis Tycker du att det fungerar? Är det svårt för dig? I samtal med en fåordig person kan vi få vissa svar, men de slutna frågorna är begränsande. Bästa sättet att hjälpa den som har svårigheter att uttrycka sig är att ställa öppna frågor och att invänta svar, att ge den andre tid att svara. De öppna frågorna är vårt bästa verktyg vid de professionella samtalen som genetisk vägledare.

Sammanfattningar

Sammanfattningar är ett instrument för att förmedla att du förstått det du hört och att du fått med allt som du hört patienten berätta. Du gör en sammanfattning av det du hört. Saknas något kompletterar patienten. Det ger en god avstämning av vad som har sagts hittills. Pratar patienten för mycket även utanför ämnet kan sammanfattningen vara en hjälp att avbryta patienten, genom att man säger att man hört mycket och behöver försäkra sig att man förstått allt. I sammanfattningar finns likaså uppmaningen att fortsätta berätta och möjlighet att sätta ord på upplevelser utöver det sagda. Patienten känner sig förstådd. Patienten får bekräftelse på att lyssnaren förstått. Det blir ett slags eko/referat. Det hjälper till att hålla fast strukturen.

Påståenden

Påståenden är en annan metodik i samtalet. Vi gör ett påstående, exempelvis: "du verkar trött" och då får man en bekräftelse eller korrigering. "Nej, inte trött men sliten." Påståenden kan också användas om man vill begränsa en pratig patient. *"Du har sagt det här – ska vi gå vidare med detta?"*

Här tar du själv över och styr samtalet vidare.

Att reflektera kring

Några avslutande tänkvärda uppmaningar, som kan uppfattas som självklara, men är värdefulla att repetera. Hur är jag som professionell samtalspartner?

- Inled med öppen invitation, exempelvis "Du kommer för att …?" eller vid uppföljande besök "Hur har du haft det sedan vi sågs sist?"
- Börja lyssna från början. Har vi mentalt avslutat det vi gjorde före patientbesöket, så att vi kan fokusera på den vi möter fullt ut?
- Att lyssna så länge det finns något att lyssna till. Att vi ska lyssna färdigt är självklart men ibland gör vi det som står under nästa punkt när patienten fortfarande talar. Nämligen:
- Tänk aldrig på vad du själv ska säga förrän patienten tystnar.

Gensvar – gensvarsmodeller

Gensvar handlar om hur vi besvarar patienten, vad vi ger för gensvar.

- *Utforskande gensvar*
  Utforskande gensvar: ger patienten möjlighet att utforska mer kring det patienten berättar.
  Exempelvis *"Kan du säga mer om det?"* Det ger:
  - Frihet att fördjupa sig.
  - Möjlighet att hämta hem egen kunskap för patienten.

Om vi förmedlar en utforskande stil, så stimulerar det patienten att bli mer aktiv och fördjupa sig. Det ger även denne möjlighet att säga emot eller modifiera den professionelles kommentarer och frågor.

- *Lyssnande gensvar*
  Lyssnande gensvar är att vi förmedlar, att vi lyssnar aktivt, förstår det som sägs och är engagerade i samtalet.

- *Affektivt gensvar*
  Affektivt gensvar innebär dina känslomässiga svar och de ger patienten möjlighet att fokusera på det känslomässiga och erbjuder en tillåtelse att tala om, benämna och ge uttryck för känslor. Detta gensvar har störst betydelse visar forskningen om patienters upplevelse av den bästa konsultationen. Den mesta forskning kring patienters upplevelse av professionella samtal är gjord på läkar-patientrelationen. Man frågar patienten "Vilken sorts läkare vill du möta?" De flesta svarar: "Den mest medicinskt kunnige." När de kommer ut från konsultationen och bedömer läkaren är det återkommande svaret, den läkare som har givit något eller några affektiva gensvar som rankas högst.
  Vad innebär affektivt gensvar?
  - Man bekräftar känslomässigt.
  - Man sätter ord på de känslor man ser att patienten har.
  - Forskningen säger att det hjälper samtalet framåt, det underlättar bearbetningen att sätta ord till tankar och känslor.
  - Man förmedlar empati enligt empatibegreppets två delar, som också kallas affektiv resonans:
    - att identifiera de känslor som patienten känner och
    - att benämna och bekräfta dem.

  Exempel på affektivt gensvar är när man ser, att ögonen hos patienten blir fuktiga, att då säga "Blir du ledsen nu?" Detta gensvar kan leda till att patienten blir mer ledsen och börjar gråta. Det finns många fördelar med detta, som vi kommer till i senare kapitel, där vi talar om att bemöta känslor. Ett annat exempel på affektivt gensvar kan vara: "Vad du ser betänksam ut." Det kan vara ett affektivt gensvar när vi inte riktigt förstår vad patienten känner.

- *Sakliga gensvar*
  Där vi ger patienten möjlighet till att få information av faktamässig, mer objektiv natur. Hit räknas också när vi lägger till eller korrigerar några fakta, som patienten beskriver.

- *Öppet ärliga gensvar*
  Öppet ärliga gensvar ger patienten möjlighet till att verklighetsförankra och

korrigera. Fråga när du inte har förstått: "Hur menade du?" Fråga om du inte riktigt hört vad som sades. Gör även det då du själv tänkt på annat och förlorat fokus på vad patienten berättade. Annars är det lätt att fastna i frågan "Vad var det patienten sa?". Den kvarstår inom dig och så missar du fortsättningen av patientens replik. Tillåt dig att fråga det du inte har förstått eller hört.

Möta med spegling

Spegling är ett utmärkt verktyg i samtalskonsten och som hjälper samtalet framåt, som förstärker dialogen och försäkrar oss om att vi förstår varandra. Ordet spegling betyder reflex. Enligt synonymordboken är det "noggrann återgivning". Att återge det berättaren sagt och att göra det neutralt.

Enkel spegling

Upprepa ordagrant det sista patienten sagt med betoning och uppmaning att "säg mer". Enkel spegling är sålunda att upprepa de sista orden som patienten sagt i sin mening utan att göra några tillägg. På det sättet visar vi att vi aktivt lyssnar genom att vi tar som utgångspunkt patientens perspektiv och respekterar det.

Exempel:

Patienten: *"Jag vet inte vad detta kommer att innebära för min familj."*
Vägledaren: *"Du vet inte vad det kommer att innebära för din familj."*

Komplex spegling

Vid komplex spegling görs ett tillägg. Liksom tidigare visar man aktivt att man förstår eller anstränger sig för att förstå vad personen tänker, menar, känner bakom det hon säger. Den komplexa speglingen tar också utgångspunkt i patientens perspektiv. Vi väljer ofta positiva formuleringar och försöker förstå det som sagts i en positiv anda.

Exempel:

Patienten: *"Jag har försökt få min mamma att berätta mer om morfars sjukdom."*-
Vägledaren: *"Du har försökt få din mamma att berätta mer om morfars sjukdom
för att du vill få mer kunskap om sjukdomen."*

Dubbelsidig spegling

Här binder vi ihop motsatser eller ambivalens. Vanliga ord i den dubbelsidiga
speglingen är "ja, men" eller "samtidigt som", såsom bindeord. Detta är även en
väg att binda ihop dubbelsidiga sammanfattningar.

Exempel:

Patienten: *"Det är jättejobbigt att tänka att jag borde berätta det här för barnen."*
Vägledaren: *"Du planerar och tänker att du borde berätta det här för barnen men
samtidigt känner du ett motstånd."*

Förändringsinriktade speglingar

Man fångar det som sagts och antyder förändring och nämner det i en reflekte-
rande spegling, återgivande av det som sagts i förändringens riktning.

Exempel:

Patienten: *"Jag vill berätta om risken för min dotter, men jag vill inte göra henne
ledsen."*
Vägledaren: *"Du vill berätta om risken för din dotter och tror att du kan övervinna
känslan av olust, att göra henne ledsen."*

Sammanfattningar

Sammanfattningar kan nämnas även i detta sammanhang eftersom de har många likheter med verktyget spegling. Utgångspunkten är även här patientens perspektiv. Det är särskilt användbart i relation till patienter som talar mycket. Vi kan avbryta patienter som talar mycket genom att flika in *"Du har berättat om detta, detta och detta. Vad är viktigast för dig att vi går vidare med idag?"*

Sammanfattningar är också en metod att binda samman olika teman.

Exempel:

"Nu har vi talat om din familj, syskon och föräldrar och behöver gå in på hur det är för dig."

Sammanfattningen kan även ses som en plattform inför nästa steg i samtalet. Vägledaren har sin agenda, som man förr eller senare behöver tala igenom under samtalet. I tillägg är sammanfattningar suveräna inför avslutningar av samtal. Man går igenom eller ännu hellre, ber patienten gå igenom och sammanfatta vad vi talat om.

4. Ge information med dialog

Som vägledare ger vi våra patienter mycket information. Information som rör ett så komplicerat ämne som genetiken är och att göra den begriplig för vår patient är utmanande. Vi ska tala om ärftlig sjukdom med patienten/paret/familjen; ett ämne som ofta är psykologiskt laddat för dem vi möter. Därför är denna metod, där man ser till att patienten är aktiv hela tiden under samtalet, så framgångsrik. Ytterligare argument för att tillämpa metoden med att ge information i dialog och ge patienten ökad kunskap i dialogform, ser vi i denna lista, som rör hur människor minns det som de varit med om.

- Man kan *läsa* i kallelsen och på hemsidan och av det bevarar vi i minnet upp till 10 procent.
- Om vi ger informationen *muntligt* minns man lite mer.
- Bidrar vi med *bilder* minns man ännu bättre, upp till 50 procent.
- Låter vi patienten *diskutera* det de får information om med oss, minns de ännu mer.
- Bekräftar vi och frågar närmare *hur man uppfattat* och upplever det vi talar om blir inlärningen ännu högre.
- För att uppnå 95 procents inlärning kan vi be patienten upprepa *för oss* det de lärt sig. Till exempel med hjälp av frågan: Vad kommer du berätta för din familj av det vi talat om?

En aktiv patient under denna process med informationsutbyte i form av dialog, istället för föreläsning från professionen, minns klart mer av samtalet, det visar forskningen. Allt för ofta ges information på rutin, enligt en checklista, på en nivå som patienten ofta inte kan ta till sig. Med dialog istället för föreläsning undviker vi det.

Strukturen är följande:

Sätt *rubrik* på det vi ska tala om – *Utforska* vad personen vet om det vi ska tala om – *Tillför lite information* anpassat efter personens kunskapsnivå – *Utforska* vad personen tänker om informationen man nyss fått – Så fortsätter det i dialog med att tillföra *information i små steg* och efterföljande utforskande frågor – Avsluta med att *be personen sammanfatta* vad ni talat om för att *du vill försäkra dig om att du fått med allt* som var viktigt.

Inled med att sätta en *rubrik*. Detta görs för att båda ska vara överens om vad man ska tala om. Frågor är centrala i denna dialog. Vi behöver stämma av med patienten om vad denne känner till och har för kunskapsnivå om ämnet. Därmed kan vi lämna information på patientens kunskapsnivå. Informationen blir inte för banal och inte för avancerad. Är informationen för lätt eller för svår, är det mindre sannolikt att patienten lyssnar.

Exempel på en dialog enligt denna modell:

"Nu ska vi tala om den ärftliga sjukdomen i din familj."

Därefter ställer vi frågor.

Exempel på frågor i detta fall:

"Vad känner du till om sjukdomen?"

Man lyssnar på patientens svar och bygger vidare och ger information utifrån den nivå patientens kunskap befinner sig. Därifrån fortsätter vi i små steg med att ge informationen. till exempel

"Jag nämnde, att den är ärftlig – vad betyder det för dig?"

När du med dina frågor fått en bild av hur patienten ser på sjukdomen och om hur den är ärftlig kan du fråga:

"Vill du veta mer om sjukdomen?"

Erbjud lite information i taget Det är på det sättet patientens aktivitet behålls under samtalet. Vid ett jakande svar på den sista frågan ger du ytterligare lite information. Fråga därefter och utforska vad patienten tänker om det. Metoden innebär att man bara ger lite information i taget och ställer följdfrågan: "Vad tänker du om det?" eller "Hur är det för dig?" Vi följer patientens tankar och känslor och därigenom bevaras patientens aktivitet och delaktighet. Det blir som en dans där man följer varandra i svängarna. Det som sker med denna metod är att man anpassar informationen till en nivå som blir begriplig för patienten under hela samtalet.

Är vissa delar av informationen psykologiskt laddad för patienten, har det ett särskilt värde att man kan få patienten att upprepa den. Vi vet att det man själv formulerar och säger, blir mer sant i ens egen upplevelsesfär. Exempelvis: Om det rör sig om en dominant nedärvning och din kvinnliga patient har trott att det bara är män som får sjukdomen och informationen är, att hon också har 50 procents risk. Kan man i dialogen få henne att säga detta, upplevs det som mer sant för henne själv. Att dessutom komplettera med skriftlig information är värdefullt.

Men *hejda korrektionsreflexen!* När vi ger information och utforskar vad patienten själv vet och denne säger något felaktigt, är det lätt att vår korrektionsreflex slår till. Vi vill korrigera och rätta till eller lägga till något för att visa på andra perspektiv. Från professionen ses denna vanligen som en omsorgsreflex, eftersom vi vill att det ska bli rätt. Men man har funnit att vår, alltså lyssnarens, korrektionsreflex, ser ut att aktivera berättarens/patientens korrektionsreflex och samtalet riskerar att bli till en orddduell, en kamp fylld med motargument. Hejda därför korrektionsreflexen genom att ta ett steg tillbaka. Påminn dig om det patientcentrerade perspektivet: Lyssna och använd verktyg såsom speglingar och sammanfattningar eller andra verktyg som är passande i situationen.

För att uppnå den högsta nivån av inlärning ber vi att patienten sammanfattar vad vi har gått igenom. Denna sammanfattning inleds med att vi säger:

"För att jag ska vara säker på att du fått med dig den, för dig, viktigaste informationen från vårt samtal, skulle jag vilja be dig att berätta vad du har hört, så att jag kan försäkra mig om att jag inte har glömt något." Fokus i denna formulering är, att jag inte har missat något som borde varit med. Detta perspektiv är viktigt för att patienten inte ska uppleva det som ett förhör.

Kommunikation med barn och unga

Här arbetar vi på samma sätt med att utforska och tillföra i dialog. Om vi talar med barn som genetiska vägledare är föräldern närvarande och vi ger informationen på detta sätt också till föräldern. Barnen blir oftast lugnade, om föräldern förstår och kan ta till sig informationen. Låt barnet vara delaktigt, utifrån sin nivå. Är barnet delaktigt upplever det mer kontroll och detta gör vi genom samspelet med föräldern. När samarbetet med föräldern fungerar, känner vi oss också lugnare själva, i arbetet med att skapa en relation till barnet eller den unga.

När det gäller unga kan man fråga, om de vill tala enskilt med oss en stund. Det motiverar vi för föräldern, med att vi gör det för att det ska bli så bra som möjligt för alla och allas förmåga att hantera informationen. Utforska barnets och den unges perspektiv och kunskap när man skapar relationen – innan man börjar tillföra information. Att ge information till barn och unga är en särskild utmaning. Kunskap om hur man i olika åldrar förstår tid och sjukdom och hur man kan uttrycka känslor är en hjälp i dessa processer.

För det lilla barnet, upp till fem år, är tiden cirkulär. Det betyder att man går upp på morgonen och går och lägger sig på kvällen. På den nivån ligger förmågan att överblicka tiden. Tid är svårare att beskriva eftersom den är ett abstrakt begrepp och det abstrakta tänkandet kommer långt senare. Det lilla barnet kan lätt få för sig, att egna tankar är orsaken till att vissa saker händer. Det beror på, att de uppfattar sig själva vara i centrum och de färgas ofta av magiskt tänkande. Åldersgruppen 5–10 år börjar få en tidsmedvetenhet. Man förstår att nutiden är skild från det som har varit och att det kommer en framtid. Känslor kan nu uttryckas men även undertryckas. När barnet når 11–12-årsåldern börjar man förstå abstrakta tankar och kan därmed uttrycka känslolivet mer nyanserat. Förmågan till abstrakt tänkande utvecklas allt mer under ungdomsåren och framåt.

Att ge svåra besked

Genetisk vägledare ger sällan de svåra beskeden, utan det görs huvudsakligen av läkare eller klinisk genetiker. Det kan komma att bli en större del av uppdraget som genetisk vägledare i framtiden. Att ha en struktur för hur man ger svåra besked är därför värdefullt. Även vid uppföljande samtal, efter att patienten har fått ett svårt besked, kan det vara värdefullt att ha en struktur för hur man kan ge informationen. Svåra besked leder ofta till en krisreaktion, som ibland medför att patienten inte uppfattat allt som sagts och vägledaren kan behöva komplettera informationen i det svåra beskedet vid uppföljande samtal.

Vad är ett svårt besked?

Ett svårt besked är svårt att ge. Det berör oss och det är svårt att få och att ta emot. Det är tungt och berör mottagaren och det är svårt att vara den som ger den tunga informationen. Två ledord finns för denna struktur, nämligen: god förberedelse och att patienten är aktiv. Att både vara förberedd själv och att förbereda patienten samt att patienten under denna informationsgivning är aktiv. Har vi, som professionella vägledare en struktur att följa, ger det oss stöd i att förmedla den svåra, tunga informationen. Här följer fem F-ord för strukturen:

1. *Förberedelse* – här utforskar vi om patienten är tillräckligt informerad, om vad den undersökning man nu ska få svar på, innebär.

Efterfråga grundligt vad man fick veta före undersökningen. Finns en inställning hos mottagaren, att man ville genomgå undersökningen för att försäkra sig om att allt är bra, är det viktigt att fånga den förväntningen före svarsgivningen. Det är en angelägen utmaning. Mottagaren behöver veta, att utredningen kan leda till att man kan få ett dåligt besked och en dialog om det, bör man ha haft med patienten. Finns det flera i rummet, såsom en partner eller annan närstående, är det värdefullt att involvera dem.

Exempel: *"Vet du vad den undersökning du genomfört kan ge för svar?"* och/eller *"Vad tänker du om undersökningen?"*

En väl förberedd patient kan bättre ta emot ett svårt besked. Det vi huvudsakligen gör under denna förberedande punkt är, att fråga vad patienten vet om undersökningen.

2. *Fastställande* – här utgår vi från vad patienten vet om vad hen kan få svar på.

Baserat på svaren på frågan under punkt 1, skräddarsys beskedet. Man utgår från patientens förståelse av den medicinska situationen. Ju bättre förståelse patienten har om den medicinska situationen, desto bättre kan man ta emot beskedet.

3. *Förmedlande*

Hur informationen förmedlas har stor betydelse för att patienten förblir delaktig under hela processen. Forskning visar, att förvarna innan man lämnar besked ger en mer mottaglig patient.

Exempel: *"Är du nu förberedd på att du kan få ett dåligt eller ett bra besked?"* Eller vända på formuleringen *"Är du förberedd på att du kan få ett bra eller ett dåligt besked?"*

Fördelen med den första formuleringen är att när man hör ordet dåligt först är det mer sannolikt att man reagerar på det. Denna förvarning har i flera studier visat sig ha positiva effekter. Patienten mobiliserar en beredskap. Förvarningen minskar obehaget och underlättar processen att förstå. Använd vanligt språk – undvik tekniskt komplicerade termer. Tänk också själv efter, vad du vill uppnå med informationsgivandet, innan du förmedlar svaret.

En agenda för förmedlande är att man sätter rubrik, exempelvis "Nu ska vi tala om ditt provsvar". Härefter ger vi information i dialog. Genom att utbilda patienten i små portioner tar vi lite av informationen i taget. Fråga om patienten förstått. Ge ytterligare lite information. Upprepa viktiga punkter och använd gärna skriftlig information som komplement. Fråga efter hur det känns och benämn känslorna. Sammanfatta gärna stegvis under processen om vad som har sagts.

4. Förvaltande

Lyssna in och möta patientens känsloreaktioner är ofta svårt vid överlämnande av ett svårt besked. Reaktionen är oförutsägbar. Sätt ord på de känsloyttringar du ser och ställ öppna frågor om vad patienten känner och tänker. Identifiera dem och benämn dem och nämn att de är beroende på det svåra beskedet. Bekräfta och känn in om det är okey för patienten med viss beröring. Den önskvärda dialogen med patienten befrämjar hens aktivitet och bidrar till att förhindra den förlamande chockfasen. Involvera gärna partnern, som också kan bidra med omsorg och stöd i situationen. Kontrollera din egen eventuella stress och undvik att själv tala för mycket. Det är vanligt att vilja tala för mycket, när man känner stress.

Vad kan vi möta för förväntade reaktioner?

Rädslan kommer ofta akut, men övergår inte sällan i ilska eller sorg.

Ilska kan ha många orsaker såsom kontrollförlust, förlust av framtid, slumpen, familjen/ärftligheten, den medicinska professionen eller miljön och även Gud kan ilskan riktas emot.

Skuld är vanligt, med självanklagelser eller självförebråelser vid svåra besked.

Sorg och gråt förstås. Försök finna känslan som ger tårarna och benämn den. Patienten kan ställa frågan: "Varför jag?". Besvara den med en generalisering: "Vi vet inte varför det blir så här för vissa personer."

Hot kan vara en annan reaktion, när patienten inte kan härbärgera det svåra utan projicerar det mot budbäraren.

Humor kan vara en reaktion, då vissa personer tror att svåra saker lättar med humor.

Köpslående, så kallat brobyggande mellan intellekt från det som skrämmer till det som man hoppas. "Om jag lovar att göra X så drabbar det inte så mycket."

Sökande efter mening som rör ett mer filosofiskt eller andligt plan. Vissa försöker se det som Guds vilja.

Att sätta ord på känslorna bidrager till att förhindra låsning i chockfasen. Chockfasen vill vi helst förhindra, eftersom den ofta begränsar möjligheterna att ta in informationen. Det görs bäst genom att patient och partner är aktiva. Anar vi att patienten är på väg att "stänga av" kan det synas kroppsligt. Stirrande blick, spänd, stel kropp kan vara kroppsliga tecken på chockfasen. Det går ofta över genom att vi ställer frågor och konfronterar patienten för att aktivera denne. Lyhörd beröring kan vara till hjälp, för att bryta chockfasen.

5. Framtid

Innan vi diskuterar de strategier som finns framåt är det angeläget att fråga, om patienten är redo för det. Fråga om patientens specifika önskemål för framtiden. Det kan upplevas som lugnande, att det finns en framtid med fortsatt professionell kontakt. "Hur vill du ha det framöver?" Lämna informationsblad om det som sägs och om krisreaktioner. Ett förslag på ett sådant blad följer i denna text. Informationen lämnas för att normalisera krisreaktionerna. Är patienten ensam vid beskedet, se till att undvika att patienten åker hem ensam och be dem ordna, att bli hämtad av någon. Svåra besked bör inte ges till ensam patient utan tillsammans med en av patienten vald stödperson. Dessutom hör fyra öron mer än två, när man ger beskedet.

Vi avslutar med att ge information om fortsättningen, om vad som händer framöver samt ge möjlighet att ringa för att ställa frågor i efterhand. Tillgänglighet till kliniken är viktigt för patienten.

Egenvård för oss som ger beskeden är värdefullt att tänka på. Känslor smittar och vi blir berörda som professionella. Se till att ha egen handledning eller kamrathandledning eller att skriva av dig om dina tankar och känslor. Ge dig en stund för reflektion efter att du lämnat ett svårt besked för att avsluta besöket även inför dig själv.

När man fått ett svårt besked är det vanligt och normalt att man reagerar på något eller några av följande sätt:

- De första timmarna eller dagarna efter beskedet känns allt *overkligt*; det kan vara svårt att ta till sig beskedet.

- Efterhand kommer olika *känslomässiga* reaktioner.
- Man kan få *starka känslor* som är främmande och det känns *kaotiskt.*
- *Överkänslighet, irritation och ilska* är vanliga reaktioner.
- Man känner sig allmänt *otrygg* och kan vara *rädd* för att bli ensam.
- Det kan vara svårt att somna; man *sover oroligt,* vaknar lätt och kan få mardrömmar.
- *Kroppsliga besvär* såsom skakningar, svettningar, huvudvärk, illamående, trötthet och spänningar i kroppen kan förekomma.

Vad kan du göra?

- Tala med andra människor som du har förtroende för om beskedet.
- Ge dig tillåtelse att uttrycka känslor, det är en del av bearbetningen.
- Gå snart tillbaka till arbetet och försök i övrigt återgå till vanliga rutiner.
- Var gärna fysiskt aktiv.
- Efter omskakande besked är det vanligt att man ställer sig frågan:

"Varför just jag?"

- Efter en tid blir det inte lika viktigt att tänka på denna fråga, men så länge du gör det kan det vara bra att ha någon vän eller anhörig att tala med.
- En professionell samtalspartner är en stor hjälp i krisbearbetningen.
- Krisbearbetning är en lång process som måste få ta sin tid.

5. Om risk och upplevelser av risk

En risk är mångfacetterad. Upplevelsen påverkas av många faktorer i samhället och den kultur vi lever i och av vår familj samt våra tidigare upplevelser, som präglat våra erfarenheter. Utifrån alla dessa olika faktorer gör vi en riskbedömning, som vi upplever som mer eller mindre vetenskaplig.

Begreppet risk

Enligt synonymordboken betyder ordet risk: fara, vågspel, äventyr, osäkerhet, ovisshet. Hör man frasen "på egen risk" betyder det "på eget ansvar". Här läggs ett ansvar över på personen. Att ta risker, betyder att chansa. Att chansa kanske vi ser mer positivt? En vedertagen tolkning idag är att ´risk´ är en negativ händelse, medan ´chans´ är en positiv händelse och ´sannolikhet´ är ett mer neutralt begrepp.

Känslor vid riskbedömning

Känslor har flera olika funktioner. De kan fungera som information vid bedömning och inför en valsituation söker beslutsfattaren sin känsla; vad känner jag för detta? Dessa känslor guidar sedan i beslutsprocessen. En känsla gör, att vi skärmar av och fokuserar på bara viss information. Från forskningen kring bröstcancer vet man, att stor oro hör samman med upplevelsen av högre risk. Magkänslan blir ofta vår värdemätare. Känslor motiverar oss till att söka mer information eller att avstå från sökande. Våra känslor påverkar hur vi hanterar information. Negativa känslor såsom sorg, ilska och rädsla påverkar oss, så att vi undviker att söka information. Dessa känslor gör, att mängden information vi tar in blir smalare och inte sällan "ser" man bara den negativa informationen. Medan positiva känslor som glädje kan göra att vi tenderar att bortse från riskerna.

Daniel Kahneman; psykolog och nobelpristagare i ekonomi fann, att vi har ett tvåkomponentssystem vid beslutsfattande. Å ena sidan ett känslomässigt, snabbt och mer omedvetet system baserat på våra erfarenheter. Å andra sidan ett mer analytiskt, rationellt och medvetet system. För vägledaren blir det en utmaning att aktivera den analytiska sidan hos patienten.

Riskpsykologi

Forskning har visat att våra upplevelser av vinst respektive förlust påverkas, om vi ser riskerna. Finns möjligheter att få vinster att vinna, då avvisar personen lättare riskerna. Medan om förluster verkar vara mer sannolika så söker man efter de risker som finns. Som alla försäljare vet, är upplevelsen av vinst gentemot upplevelsen av förlust påverkad av hur det hela presenteras. Personens upplevelse av vinst eller förlust påverkar således om personen ser riskerna.

Acceptans av risk

Acceptansen av risk för patienter i sjukvården ökar om det finns möjligheter att påverka tillståndet i form av behandling, kontrollprogram eller annat. Det finns även belägg för att man när åtgärder finns, är mer beredd att genomgå genetisk testning. Hur nära ett eventuellt insjuknande ligger i tiden kan även påverka vår upplevelse av risken. Den närmaste tvåårsperioden kan vi lättare föreställa oss och överblicka än om något händer om tio år. Tillståndets allvarlighetsgrad är klart påverkat av möjligheten till åtgärder för att acceptera risken. Saknas möjligheter för åtgärder kan personen vara mer benägen att bortse från den egna risken. Den viktiga och stora påverkansfaktorn är de egna erfarenheterna av tillståndet/ sjukdomen. Denna behöver utforskas och inte sällan kompletteras med fakta. Beroende på sjukdomens uttryck hos föräldern, om föräldern var svårt sjuk och när det var i vår patients liv, vid vilken ålder. Ett barn blir oftast mer påverkat av sjukdom i familjen om sjukdomen tar mycket uppmärksamhet från övriga familjemedlemmar. Egen sjukdomsupplevelse är beroende av hur personen har kunnat bearbeta upplevelsen av sjukdomen hos föräldern.

Att avvisa egen risk – att inte vilja se sin risk

Detta är vanligt vid nyupptäckt risk, när en risk har varit helt okänd tidigare. Personen upplever sig vara utsatt för kontrollförlust, risken väcker skräck och resultatet känns som en katastrof. Tid spelar här en stor roll. Om förväntad sjukdomsdebut ligger längre än två år framåt i tiden, då vill eller behöver man inte bry sig, resonerar individen. Två år, anses vara den tidsram vi har förmåga att överblicka.

Hur risk upplevs beror i viss utsträckning på numerisk förmåga

När man gör undersökningar i befolkningen med olika test i matematik framkommer att förståelsen av sannolikheter och matematik är begränsad hos många. Dessutom avtar den numeriska förmågan med ökande ålder. Vad kan lägre numerisk förmåga innebära, den sämre förmågan att hantera siffror, när vi talar om risk? Information som innehåller siffror blir då svårare att förstå. Siffror får helt enkelt mindre betydelse. Vid sämre förmåga att hantera siffror är personen lättare att manipulera och de irrelevanta känslorna ökar och påverkar i större utsträckning.

Den numeriska förmågan minskar med ökande ålder. Som genetiska vägledare träffar vi mer sällan äldre personer, men det är bra att känna till att äldre använder sina resurser mer selektivt och riktar in sig på det som är aktuellt. Äldre kompenserar mycket med erfarenhet. Erfarenheterna är fler i ett långt liv och det påverkar hur vi uppfattar siffror. Erfarenhet spelar roll hur man ser på siffror och äldre fokuserar mer på känslor och erfarenheter.

Vilka slutsatser kan vi dra av denna kunskap om människors hantering av risk?

Hur informationen presenteras blir avgörande. Vad finns för värden; vinster respektive förluster? Hur nära i tiden fick man veta om sin risk? Var det okänt/helt nytt? – Då finns behov av att ta in information. Minska mängden information är en allmän regel. Ta bara med det viktigaste. Förmedla de viktigaste siffrorna. Vilka siffror vill du att patienten tar med från samtalet om risken? Förenkla matematiken. "Less is more." Ge inte för mycket information.

Att förmedla riskuppgifter

Hur underlättar vi förståelsen av risk för mottagaren? Genom att hjälpa/stödja personen att förstå och att senare, efter provsvar, leva med risk. Det finns en vetenskaplig risk, som är kvantitativ, objektiv och inte så komplicerad. Det finns en upplevd risk, som också är kvantitativ men subjektiv och komplicerad. Vi behöver komma närmare förståelsen av personers riskupplevelser för att kunna medla mellan upplevd risk och faktisk risk och överbrygga dessa två dimensioner. Detta är en av genetiska vägledares stora uppgifter.

Ärftlighet – sjukdom – risker – fakta

Det finns olika sorts risker/siffror som vi ska förmedla. För det första nedärvningsmönstret, alltså hur stor risken är att föra anlaget vidare. För det andra, vissa anlag/sjukdomar har olika penetrans, alltså hur stor risken är att insjukna. För det tredje har vissa anlag/sjukdomar olika expressivitet: att alla med anlaget inte blir lika sjuka och inte får lika allvarliga symptom av sjukdomen. Dessutom händer det, att i vissa fall finner den genetiska utredningen inget känt anlag, men familjehistorien tyder på ärftlighet med många drabbade. Familjehistorien har stort inflytande på personen. Vid ett familjeträd med många svarta "pluppar" ökar upplevelsen av förhöjd risk. Exempelvis visar forskningen, att om livsstil kan påverka sjukligheten leder ett familjeträd med många svarta pluppar till större sannolikhet att man ändrar sin livsstil. En sak vi ska veta när vi förmedlar risk är att vi aldrig kan veta hur en viss person tolkar risk. Det behöver vi utforska. Vi har tidigare nämnt att begreppet "sannolikhet" är det mest neutrala ordet, såsom det tolkas idag.

Hinder för effektiv kommunikation av riskfylld information

Vad gäller hur risk kommuniceras visar undersökningar att professionen tenderar att överskatta vad andra förstår. Professionen överskattar även hur begripligt de förmedlar sitt budskap. Den intuition professionen har om hur man bäst förmedlar riskfylld information stämmer dåligt. Detta medför att vi bör fundera och kanske ompröva hur vi förmedlar informationen. När det gäller patienten, brister ofta förståelsen och givetvis påverkas upplevelsen om risk av hur kommunikationen sker.

Att förmedla sannolikheter är en utmaning

Detta gäller både positiva och negativa händelser. Använd frekvenser hellre än procent eller lägg till frekvenser. Fyrtio procent är mer diffust medan 4 av 10 berör mer. Behåll samma form i nämnaren vid jämförelser, 4/100, 33/100.

Procent mot frekvens

30/100. Se på följande formuleringar: 30 procents sannolikhet, 30 procents risk och 70 procents chans och 30 procents risk. Eller av 100 personer insjuknar 30, av 100 personer förblir 70 friska. Vilken formulering är mest lättförståelig? Vilken bör vi därför välja? Välj din formulering.

Relativ mot absolut risk

Relativ risk: "Patienter som använder vår mirakelmedicin dagligen minskar sina risker att få återfall med 50 procent" (jämförelser saknas och ingen tidsram finns).

Absolut risk: "När vår mirakelmedicin användes dagligen under ett år minskade risken för återfall från 5/100 till 1/100" (eller från 5 procent till 1 procent).

Använd bilder

20 % = 2/10   Ca 1/100

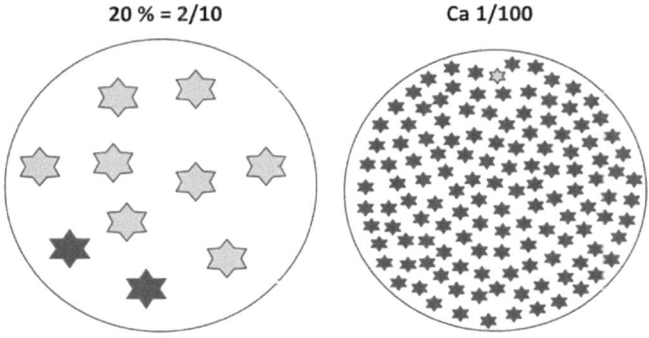

Ett annat exempel som visar procent eller frekvens.

Använd bilder

30% kommer drabbas	80% kommer drabbas
30/100 kommer drabbas	80/100 kommer drabbas

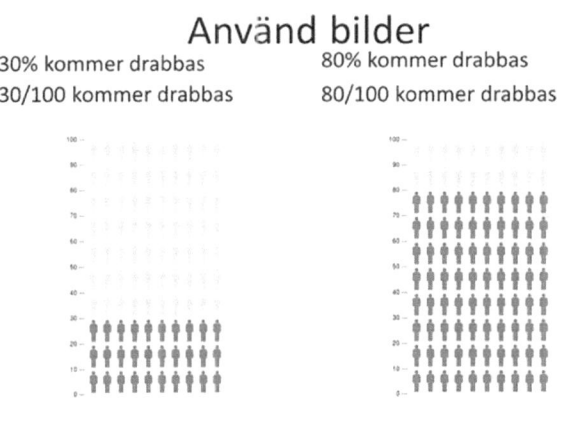

http://www.iconarray.com/

Dessa exempel visar skillnaden mellan relativ risk och absolut risk från läke-medelsbranschen eller kanske hälsokostbranschen. Den relativa risken sakrar jämförelser och tidsramar. Använd absolut risk och aldrig negativ relativ risk.

Bilder är ett ypperligt hjälpmedel vid presentation av risk. Här är exempel på en bild för procent och/eller frekvens.

Sammanfattning

Förmedla både de positiva och de negativa frekvenserna – procenten. Frekvenser berör medan procent är diffust. Samma form i nämnare för jämförelser. Bilder förtydligar. "Less is more" – vid siffror. Efterfrågas personens förståelse av risken? Siffrans storlek och tillståndets allvar påverkar. Personliga erfarenheter av tillståndet påverkar tolkningen av risken.

Beslutsfattande och hjälpfrågor

Beslutsfattande

Beslutsfattande är en process där vi jämför handlingsalternativ. Vi måste välja eller avstå. Det sistnämnda är också ett val. Många har svårt att välja, så kallad beslutsångest. Steget från stenålderssamhället till kunskapssamhället är långt. Men våra hjärnor fungerar på flera sätt likadant som under stenåldern. Vår mentala kapacitet är inte gjord för den enorma komplexitet som omger oss idag. Människan hade färre val förr i tiden. Då var det viktigast att få mat på bordet. Idag måste vi besluta om maten ska vara ekologisk, vegetarisk, hemlagad, hur dyr, hur hälsosam och en massa annat. Vår hjärna klarar inte av att ta hänsyn till all information utan den väljer ut viss information och ignorerar annan.

Hur kan vi hjälpa patienterna vid besluten i genetisk vägledning? Hur kan vi lotsa dem? Att sova på saken och att på så sätt ge mer tid, kan vara ett hjälpmedel, om utredningen tillåter det. Vid en genetisk utredning brukar vi säga, att det bör gå 3 månader från första kontakten fram till provsvaret. Ofta blir patienten som kommer till en genetisk utredning frustrerad, när hen får höra, att svaret får du tidigast om 3 månader. Frustrationen bygger på att man helst ville ha svaret igår, när man just fått veta om sin risk. De flesta uppger dock efteråt att man är nöjd, att man fick tid att tänka och reflektera.

Daniel Kahneman; psykolog och nobelpristagare i ekonomi säger, att vi har två system i tänkandet, vid beslutsfattande. Det ena är snabbt, intuitivt, känslostyrt. Det är omedvetet och kräver ingen ansträngning. Det andra systemet i tänkandet är trögstartat och långsamt. Det tänker igenom alternativa konsekvenser och fungerar långsiktigt. Det är vårt medvetna tänkande. System 2 behöver aktiveras vid genetisk vägledning och vägledaren ska bistå i det. Finns det en tidspress? I en akut situation sker ett stresspåslag och känslor aktiveras, som förhindrar logiskt tänkande och rationellt beslutsfattande. Vid mycket känslor tänker vi inte klart.

Vad påverkar under beslutsprocessen?

1. Människan och hennes livssituation. Vi har så många val och kan idag välja en massa saker vi inte kunde förut. Frågor att ställa: "Hur har personen det runt sig i övrigt? Är man pressad av andra val just nu?"

2."Group think". Människan är en gruppvarelse, vi är ett flockdjur. Detta är ett beteende som hjälpt oss överleva genom århundranden, när vi hållit ihop i grupp som individer. Nittiofem procent av människor är imitatörer och 5 procent initiativtagare. Vad tycker människor som personen har relationer med? Hur mycket individens nära relationer påverkar, beror på hur viktiga de är för individen.

3. Sammanhang. Vad du ser och vill se, av informationen, beror på det sammanhang du befinner dig i. Vi ser det vi vill se. Vi silar sålunda i informationen.

4. Information. Vilken information är viktig? Hur laddad ska informationen vara för att påverka en stressad hjärna? Vad har vi för kunskap? Summan av information och kunskap avgör vad vi tar in och betecknar som viktig, av den information vi har att välja bland.

5. Känslor är en viktig del i den här listan. Man talar om känslobaserat beslutsfattande eftersom känslor upplevs såsom att de ger mening, bra eller dåligt, de guidar oss i våra val – vår magkänsla. Man kan formulera det som att känslorna är en form av information, som hjälper oss att skapa preferenser, var vi vill söka vår information.

Hur förhåller sig känslor och risk till varandra?

Vid tecknandet av ett pedigree/familjeträd vet man från forskningen, att om det är många svarta pluppar i familjeträdet blir bilden mer laddad och riskupplevelsen ökar. Humör spelar också in vid beslutsfattande. En nedstämd person tenderar att se mer negativt på risker medan en person med gott humör tenderar att ta lättare på riskerna. Kan man ta för lätt på riskerna? Det blir den genetiska vägledarens uppgift att guida patienten i.

Beslutsfattandet

Vilka är alternativen? Hur ser osäkerheten ut? Är den oöverstiglig? Hur komplext är beslutet? Kan vi minska det till färre alternativ och kondensera det till frågan "Test: Ja eller Nej"? Det hör naturligtvis samman med vad svaret utmynnar i. Vad är riskerna med att få ett svar? Att man kommer att må sämre psykiskt, eftersom det är svårt att bära kunskapen. Dessa frågeställningar riskerar att leda till ångest. Vår patient behöver stöd för att hantera frågorna i sitt beslut.

Struktur vid beslutsfattande

En hjälpstruktur i sex steg att gå igenom före beslutet med patienten:

1. Vad är målet? Vilket syfte vill man uppnå med beslutet?
2. Att samla information för att kunna fatta beslut.
3. Att rangordna informationen för att kunna hantera den.
4. Gör ett slutgiltigt val: Att fatta ett beslut, innebär att man även kan välja om, göra ett nytt val. Att inte välja kräver
5. mycket energi. Därför är det en fördel att göra ett val.Utvärdera valet och processen.
6. Fatta beslutet utifrån det 5:e steget "Utvärdering".

Valet kan ibland bli att man skjuter upp beslutet till en tidpunkt längre fram. Till ett datum, som man formulerar för sig och som kan benämnas "hjälpdatum", exempelvis om 1 år när man har avslutat sin utbildning, eftersom denna är krävande i nuvarande livssituation. Därefter är personen redo att gå vidare i livet.

Beslutsträd ett annat möjligt hjälpmedel

Här gör man en skiss över möjliga handlingsalternativ och deras respektive konsekvenser. Skapa om möjligt bara två vägar vid varje vägskäl. Därefter väljer man det alternativ som passar ens mål. Ställ frågor och ifrågasätt. Bli "djävulens advokat". Under denna punkt ställer man frågor, som snarare motbevisar än bekräftar arbetshypotesen. Att bli medveten om sig själv och vad som vägleder beslutet är värdefullt. Vad är målet och vad vill jag uppnå är den viktiga frågan.

Vad påverkar under beslutsprocessen?

Informationen som presenterats förstås. Pedigree är en del av denna information. Dessutom påverkar erfarenheter från tidigare beslutsfattande. Hur har man klarat beslutsfattande tidigare i livet? Individens sociala kompetens bidrar eftersom man behöver kunna anpassa, koordinera och förankra för att få andras stöd. Vid högre social kompetens har man lättare att ta till sig och söka andras hjälp under en process av beslutsfattande. Subjektivt välbefinnande bidrager likaså, det ger möjligheter att se och få ett bredare perspektiv.

Förslag på frågor under förberedelsen

Före – om sjukdomen
1. *"Vad vet du om sjukdomen?"* – Man utforskar patientens kunskapsnivå.
2. *"Hur är/var sjukdomsförloppet hos föräldern?"* Hur bilden av sjukdomen är, för individen, baseras mycket på hur förälderns sjukdom har varit. Det är svårt att komplettera individens upplevelse av sjukdomen hos förälder med fakta, men det är givetvis viktigt att försöka. Denna bild påverkas starkare om patienten varit barn, när föräldern var sjuk, eftersom det oförklarliga, som det sannolikt var för barnet, skrämmer mer.
3. *"Vad betyder sjukdomen i din familj?"* Fanns någon som skyddade testpersonen från den sjuke? Fanns någon vuxen som stöd? Ofta agerar den andra föräldern/ partnern som diplomat såsom vid exempelvis Huntingtons sjukdom. Den vuxne anpassar sig till en lynnig partner men orkar sällan skydda barnen. Har det funnits någon annan vuxen som stöd? Har man tigit om sjukdomen och förnekat den eller motsatsen att det har funnits en öppenhet och att man har talat om sjukdomen?

4. *"Hur länge har man känt till att sjukdomen finns i familjen?"* Har bilden av sjukdomen förändrats?
5. Åldern – *"När fick du veta, att du kan vara anlagsbärare?"* Det har betydelse. Forskningen säger att under latensåldern, alltså cirka 8–9 års ålder upp till 12-årsåldern, har man lättare att ta emot denna typ av information och integrera den. Medan i tonåren, när stora förändringar sker med den unga människan, såsom identitetsutveckling och kroppslig utveckling, är det mer känsligt att få denna typ av information. Är det fel på *mig*? Skiljer jag mig från gruppen?
6. *"Vem berättade för dig och vad sades då?"* Det är värdefullt att utgå från den information man fick och att eventuellt komplettera den, för att göra den mer nyanserad.
7. *"När fick du veta, att man kan göra presymptomatiskt test?"* Åldern kan vara viktig, se punkt 5.
8. *"Har du läst på nätet och vad och var på nätet i så fall?"* – detta för att få klarhet i hur saklig informationen kan vara, som patienten har skaffat sig.

Om man vill gå vidare till test
1. *"Vad fick dig att besluta dig att söka presymptomatisk testning?"*
2. *"När beslutade du dig för att söka testningen?"*
3. *"Känner du press från någon att göra testet?"* Det är viktigt att klargöra, att det här är ett frivilligt val och att man gör det för sin egen skull.
4. *"Vad är orsaken till att vilja göra testet?"* Detta är en angelägen fråga att individen besvarar, eftersom man senare, när man gjort testet och kanske fått ett dåligt svar, kan falla tillbaka på orsaken, om man skulle ångra sig. Det kan senare kännas för tungt att veta. Men en välformulerad orsak hjälper individen att intala sig själv att jag gjorde detta för att "vi ville få barn" till exempel, som är en vanlig orsak.
5. *"Hur tror du, att du skulle reagera om du fick beskedet, att du är anlagsbärare?"* Vi kan inte veta hur man kommer reagera på något, som man inte tidigare gjort, men man kan reflektera kring det.
6. *"Hur har du tidigare reagerat vid svåra upplevelser/händelser i livet?"* Här utforskar vi patientens psykiska hälsa, hur den är nu och även hur den har varit. Kan man tala/samtala om svåra händelser? Söker man sig till samtal med andra när man befinner sig i ett svårt läge i livet? Har man haft svackor i form av depressioner och ätit antidepressiva? Att även fördjupa frågandet och fråga patienten, om denne har haft så djupa svackor att den har tänkt på att ta sitt liv, att det

inte är värt att leva längre? Dessa frågor kan vara svåra att formulera och det är värdefullt att formulera dem för sig själv före samtalet. Att även genetisk vägledare utforskar eventuella suicidtankar är värdefullt eftersom man vet att det finns en förhöjd risk för självmord vid ett provsvar om anlagsbärarskap. Det är läkarens uppgift att bedöma suicidrisk inför testningen.

7. *"Hur tror du, att din familj skulle reagera, om du är anlagsbärare?"* Det är inte alla familjer som, när ett anlagsbärarskap uppdagas, håller sig till det de tidigare sagt, att de skulle finnas där som stöd för individen. Utforska detta grundligt!

8. *"Hur tror du, att ditt förhållande till dina syskon skulle kunna påverkas om du är anlagsbärare?"*

9. *"Hur tror du, att nära vänner skulle reagera, om du är anlagsbärare?"*

10. *"Om du inte vill berätta för familj och släkt, finns det någon annan att dela med?"*

11. *"Vem skulle du vilja ha med dig som stödperson, när beskedet lämnas?"* Vi har idag inga prediktorer för hur en person kommer att reagera i en krissituation och därför vill vi att man inte kommer ensam vid en provsvarsgivning. Dessutom hör fyra öron mer än två.

12. *"Vid vilken tidpunkt i ditt liv kan det vara lämpligt med testning?"* Svaret på frågan är viktigt, så att det inte sammanfaller med omvälvande livshändelser såsom flyttning, bröllop, börja nytt arbete, tentamen etcetera.

13. *"Om du kommer fram till att avstå testning, är det värdefullt, att veta om du beslutat att helt avstå eller om du vill skjuta fram beslutet en tid."* Besluta om när – formulera ett hjälpdatum.

Här finns således tre val; testa nu, testa senare eller avstå helt.

Efter provsvar
1. *"Hur tror du att det kommer att påverka din livssituation, att få svaret att vara anlagsbärare?"*
2. *"Hur tror du relationerna i familjen påverkas?"*
3. *"Hur tror du att det kommer att påverka din arbetssituation, om du är anlagsbärare?"*
4. *"När du förlikat dig med provsvaret, vem tror du att du skulle vilja berätta för?"*
5. *"Hur tror du att du skulle reagera, om du fick beskedet 'icke anlagsbärare'?"* Vi benämner och talar om överlevnadsskulden, som trots kunskap om fakta vid dominant nedärvd sjukdom ofta bortförklaras och den känslomässiga upplevelsen tar över.

Resurser för att ta emot svaret

- Formulera en välgrundad orsak för testet är en framtida hjälp för individen.
- Klarar individen, att leva som fortsatt frisk vid presymptomatiskt test, med vetskap om anlagsbärarskap? Kan man tänka ut strategier för att leva som fortsatt frisk trots att man bär på ett sjukdomsanlag med debut senare i livet är frågan som man bör utforska med patienten. Finns det tendens till hypokondri, bör detta utforskas. Man vet att det blir svårigheter om anlagsbärare känner efter för mycket och är för kroppsfixerad.
- Har man ett mer positivt eller ett mer negativt synsätt i livet – det är avgörande för hur man kan hantera situationen.
- Det sociala nätverket och stödet som finns är avgörande för hur man klarar ett svårt besked.
- Vid tidigare psykisk ohälsa bör det utforskas hur personens psykiska hälsa är idag och hur man hanterade sin tidigare ohälsa.
- Tidigare psykisk ohälsa behöver inte innebära, att man inte klarar att hantera ett dåligt svar. Om beredskapen finns att ta emot samtalsstöd är sannolikheten större, att man klarar att leva med sitt provsvar.
- Sista punkten berör frågan om anknytningsmönster. En ny avhandling visar att vid en trygg anknytning, så är det mer sannolikt att patienten väljer att ta hjälp. Vid otryggt och ambivalent anknytningsmönster, är det större tendens att patienten undviker hjälp och dessa patienter bör vi sålunda vara mer uppmärksamma och observanta på och följa upp.

Vid ett svar att man inte är anlagsbärare är uppföljande samtal viktigt för att bland annat hantera eventuell överlevandsskuld/syskonskuld och för att få möjlighet att få önskad kompletterande information.

Presymptomatisk testning

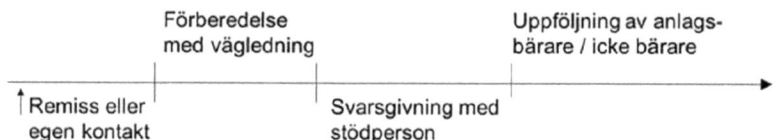

54

De olika stegen i den presymptomatiska testprocessen sammanfattas i bilden ovan. Beroende på sjukdomstillstånd och om den sökande har egen sjukdom eller ej kommer de olika stegen att få olika innehåll och förlopp, men i testprocessen ska man inte erbjuda några genvägar. Ett beslut att genomgå ett presymptomatiskt test är att blicka in i framtiden, och det vet alla att det man ser om framtiden i kristallkulan kan aldrig göras ogjort. Därför är det viktigt, oavsett vilket sjukdomstillstånd som utredningen avser, att man "skyndar långsamt".

6. Kris – förlust – sorg

Under en genetisk utredning kan man få ett svårt besked. Ett besked som utlöser en krisreaktion. Begreppet kris har i kinesiskan två tecken där det ena betyder *möjlighet* och det andra *fara*. En bra genomgången kris kan innebära en möjlighet för en vuxen person. Man utvecklas och mognar av att ha gått igenom en svår livshändelse. Medan om man fastnar på vägen i krisens förlopp kan det bli en fara, med kvarstående psykiska problem. En krisupplevelse för barn kräver mer omhändertagande eftersom barnet inte har samma förmåga till överblick över livet som en vuxen.

Ordet kris betyder "avgörelse", vändpunkt. En kris är en så allvarlig händelse, att individens förväntade riktning i livet påverkas. I den akuta krisen finns många starka känslor. Kris är en händelse, som är ett hot mot vår identitet och vår känsla av säkerhet och kontroll. Det gäller en händelse där vi saknar sätt att lösa problem. De sätt som vi har och har haft att lösa problem räcker inte längre, utan situationen blir överväldigande för individen. Nya försvarsmekanismer mobiliseras. En kris betecknar en överväldigande händelse som ofta handlar om en förlust. Inom genetisk vägledning kan det till exempel vara förlust av hälsa, förlust av framtid på grund av kommande sjukdom eller fastställd sjukdom. Sorg är känslan som är vanlig vid krisbearbetning.

Gällande krisens förlopp talar man oftast numera om en dualistisk modell. Man pendlar mellan ett förlustorienterat förhållningssätt där man är mest upptagen av det man förlorat och ett återuppbyggnadsorienterat sätt. Att tänka och känna av förlusten är sorgearbetet och det är smärtsamt med påträngande tankar, som många tidvis förnekar eftersom de gör så ont, både själsligt och kroppsligt.

Kroppslig smärta kan bli påtaglig. Exempelvis kan man få upplevelsen av andningssvårigheter, det känns som en klump i halsen, tryck över bröstet eller ont i magen. Man förmår inte att tänka framåt, det finns ingen framtid. I mörkret kommer så småningom ljuspunkter, som gör att man förmår att tänka framåt. Men så inträffar något som påminner om förlusten och man är tillbaka i denna. Man pendlar mellan dessa två faser. Som genetisk vägledare möter vi patienter i kris och för att förtydliga var patienten kan befinna sig i krisens förlopp presenteras en mer nyanserad beskrivning av krisens förlopp med fler faser.

Den första fasen är *chockfasen* som där vi kan komma att möta patienter. En fas som är vanlig när man just fått ett svårt besked. Det är värdefullt att känna till vad som karakteriserar den första fasen. Chockfasen är oftast kort, ett par timmar, men ibland varar den ett par dygn. Chockfasens reaktioner är på många sätt överlevnadsdugliga. Kroppsligt sker en mobilisering för att försvara sig, fly, eller som djuren fastna/stelna till.

Utifrån märks tunnelseende med en stirrande blick, blank av svett och att ansiktet kan förlora färgen. Tankemässigt reagerar många adekvat. Alla sinnen skärps beroende på att vi söker efter om det finns något i situationen, som kan rädda oss. I chockfasen fyller det en funktion, men i förlängningen senare under krisens förlopp, kan det leda till plågsamma, återkommande sinnesupplevelser. Man minns i detalj allt som har hänt. Tidsupplevelsen förändras; 1 minut i reell tid upplevs som tio gånger längre. Exempelvis: har man väntat på ambulansen i 6 minuter i en akut situation blir upplevelsen för den som väntar 60 minuter. Känslomässigt är man avstängd under chockfasen. Det är en skyddsåtgärd att inte känna känslor i akutläget. Personer som varit i chock beskriver det ofta som en upplevelse av overklighet, som om allt de är med om spelas upp på film.

När chockfasen släpper övergår man i *reaktionsfas*. Denna fas är den mest troliga att vägledaren möter den krisdrabbade patienten i. Antingen kommer reaktionerna tydligt vid övergången, till exempel att man börjar gråta alternativt kommer känslorna långsamt, ofta präglade av ångest. Detta är krisens mest känslosamma fas. Här kommer alla känslor som man helst vill slippa ifrån och denna fas varar 1 månad upp till ett par månader. Här märks mycket av sorg, som även kan ta sig uttryck i form av ilska eller andra känslor.

Ångest och nedstämdhet/depression kan vara påtagliga. Tidvis behöver man försvara sig mot dessa starka känslor med olika försvarsmekanismer. En människa i kris reagerar inte sällan även kroppsligt med hjärtklappning, andningsbesvär, klump i halsen, smärta, muskelsmärta, huvudvärk och andra spänningar. Sömnsvårigheter är vanligt. När man är igång med dagliga aktiviteter kan den krisdrabbade hålla undan de svåra känslorna, men när man ska sova kommer alla tankar och känslor.

Någon gång behöver personen tillåta dessa känslor under bearbetningen. Sova behöver man förstås. Anspänningen gör att man ofta är mer känslig för ljud och ljus, en inre förhöjd beredskap. Vanliga efterreaktioner är sömnrubbningar, allmän överkänslighet, skörhet. Ångest och depressiva besvär, inte sällan gråtattacker, aggressiva yttringar eller passivitet som kan leda till social isolering. Psykosomatiska reaktioner, en upplevelse av sjukdomskänsla och smärta. Försvaren mot de starka känslorna, kan ibland ta sig i uttryck i att man söker lindring på kemisk väg med alkohol eller andra lugnande medel. Risken för missbruk finns och motiverar särskilt att professionella samtal erbjuds.

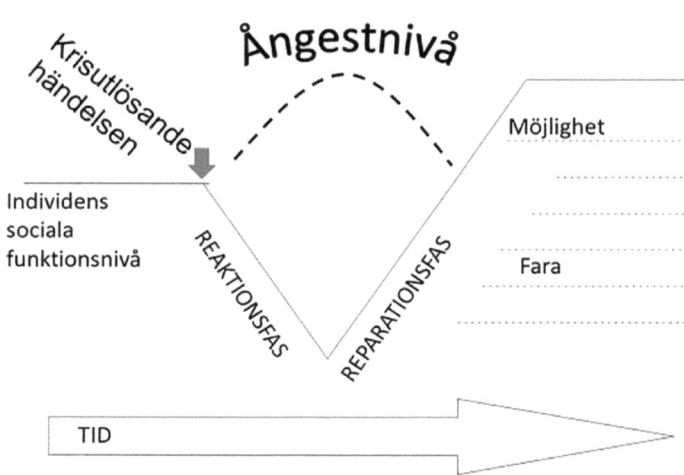

Förtvivlans klyfta kallas denna bild. För att knyta ihop denna genomgång med de i inledningen nämnda kinesiska begreppen om krisens förlopp. Se det som ett koordinatsystem där y-axeln är individens sociala funktionsnivå. Drabbas man av en kris så faller funktionsnivån. Under reaktionsfasen blir den sämre eftersom upptagenheten av förlusten är stor. Så småningom vänder det och man tar sig vidare i bearbetningen. Har man bearbetat och tagit sig igenom det svåra blir man starkare och utvecklas och mognar. Man klarade det svåra. Det stärker och därmed får man en upplevelse av att kunna klara även andra svåra upplevelser framåt i livet. Fastnar man i sin bearbetning kan det bli en fara och negativt påverka den psykiska hälsan framöver.

Krishantering

Hur kan genetisk vägledare bistå en person i dennas krishantering? Vi kan inte utföra sorgearbetet för den krisdrabbade, men vi kan finnas med som stöd. Krisstöd består av samtal och att med hjälp av befintlig information göra det overkliga verkligt. I samtalen ges information anpassad efter vad den drabbade har för förmåga att ta emot. Uppmuntra till känslomässiga uttryck; bekräfta gråten och andra känslor, som är vanliga när man drabbats av någonting svårt. Dessa uttryck varierar mellan individer.

På sikt är målet att bli känslomässigt fri från det man förlorat. Den genetiska vägledaren följer vanligen inte den krisdrabbade så länge i krisbearbetningen. Ett par samtal, för att hjälpa processen vidare, brukar vara en god hjälp för att komma framåt i krisarbetet. Att förhindra att bearbetningar låses fast gör man genom fortsatt uppmuntran att tala och uttrycka sina tankar och känslor.

Bemötande i chockfas

I chockfas är personen mindre tillgänglig för samtal men mer mottaglig för omsorg. Erbjud vatten att dricka, en näsduk och varsam beröring är exempel på sådan omsorg. Beröring kan även underlätta övergången till reaktionsfasen. Vid beröring bör man vara lyhörd för hur mycket personen vill ha av detta. En person i chockfas bör inte lämnas ensam eftersom man inte kan förutse hur denne reagerar i kris. Det är skälet till att man vill, att patienten har med sig en stödperson när denne får sitt provsvar. Det är även känt att personer i chock har sämre förmåga att höra information och även där bidrager stödpersonen. Fyra öron hör mer än två.

Under chockfas samtalar man mindre men man ger kortfattad information om det viktiga. Att skriva ner information, är ett sätt att försäkra sig om att den drabbade får den med sig. Chocken hos den drabbade och därmed dennes "stumhet", gör att vi som professionella istället pratar på och vill utföra saker för patienten. Att kunna vara tyst och finnas kvar hos den drabbade är ett bättre stöd. Hållningen vid krishantering är, att kunna släppa kravet "att säga rätt saker". Det är viktigt att lyssna.

Bemötande i reaktionsfas

När reaktionerna börjat komma till uttryck, ber man personen att berätta vad denna känner och tänker. Att sätta ord på sina tankar och känslor är det som för bearbetning framåt. Att skriva ner sina tankar och känslor har visat sig vara till hjälp. Uppmuntra känslomässiga uttryck. "Det är bra att du gråter." Det finns en skillnad mellan könen, som ibland märks redan hos barn. Kvinnor och flickor grubblar mer och vill prata mycket medan män och pojkar gärna vill göra något aktivt. Om du möter ett föräldrapar, som drabbats av en gemensam förlust, kan det vara en hjälp att få denna information – att de kan reagera olika, detta för att förebygga konflikter mellan föräldrarna.

Exempelvis mekar mannen med bilen medan kvinnan vill prata. Att få information om att sorgearbete kan bestå av starka känslor tidvis, som man inte känner igen, ingår i normaliseringen. Om personen är ensam utan socialt nätverk, bör denne få hjälp till en samtals-kontakt. Kristerapi innebär att bistå en krisdrabbad med ett par samtal, som vägledare kan ge.

Med teoretisk kunskap om krisens förlopp och ett gott förhållningssätt, kan man ge värdefullt stöd till den krisdrabbade. Ofta är ett inledande/utredande samtal och därefter minst två uppföljande samtal för att försäkra sig att processen går vidare, tillräckligt. Lyssna aktivt och om den drabbade är tystlåten, ställ frågor om detaljer. "Vad tänkte du när doktorn gav dig beskedet, vad kände du då? Vad gjorde du sedan, vad kände du då? Vem talade du med hemma? Hur var det? Och så vidare.

När man frågar om detaljer, på detta sätt, brukar den drabbade komma igång med sin berättelse. Det är vårt mål att få personen att sätta ord på sina tankar och känslor. Vad gäller uppföljningssamtal kan det vara bra att känna till, att i början behöver man inte så mycket stöd. Utan det är senare i processen när man ordnat med allt det praktiska som behovet av stöd tilltar.

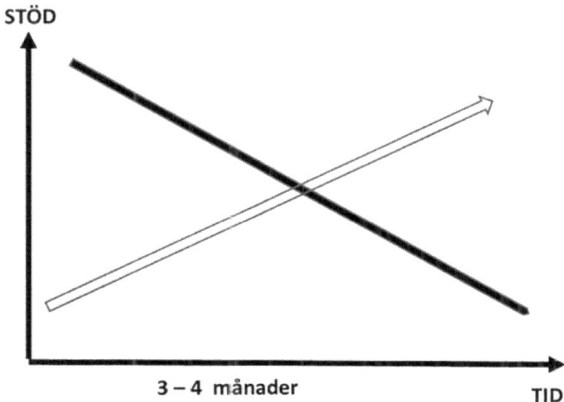

STÖD

3 – 4 månader   TID

Så här ser det ofta ut. Den vita linjen beskriver den krisdrabbades behov av stöd, som är litet i början på grund av alla praktiska bestyr, medan omgivningen, som är den svarta linjen, ofta kommer med mycket stöd inledningsvis. Ungefär 3–4 månader efter förlusten sammanfaller det egna behovet hos den krisdrabbade och stödet som omgivningen ger. Det är förhållandet i vår kultur. Härefter börjar omgivningen tycka att nu har du väl kommit över det, medan det egna behovet av stöd tilltar.

Här är några förslag på teman för uppföljningssamtalen:
1. *Ångest för att något mer ska hända.* Har man fått veta något svårt blir man ofta orolig för att även andra saker ska gå fel eller drabba individen.
2. *Känslor som förlusten medfört.* Hit hör ofta sorg och ilska. Låt den få komma till uttryck. Att få tala om att livet inte är rättvist.
3. *Händelser kring utredningen* kan ha väckt känslor och synpunkter hos den drabbade.
4. *Minnen från tiden före beskedet* idealiseras ofta. "Allt var mycket bättre förr" tenderar man att känna och tänka.
5. *Sjukdomens plats i familjen.* Är sjukdomen känd i familjen, finns det känslor och tankar och laddning kring den? Sjukdomen har olika laddning och betydelse för de olika familjemedlemmarna.
6. *Sorgekonkurrens.* Det handlar om att personen just nu har fullt upp, exempelvis ett projektarbete eller annat uppdrag som tar det mesta av personens tid. Det är oftast bättre att tillåta sin sorg nu – skjuter man fram den måste

försvarsmekanismer till och när man så har tid för sitt sorgearbete, måste först försvaren öppnas. Det blir en mer omfattande process.

Vem behöver extra hjälp?

Om du märker att någon reagerar kraftfullt fysiskt eller psykiskt eller inte reagerar alls och inte har visat några reaktioner vid uppföljningsbesöket kan det vara tecken på att personen behöver extra hjälp. Personer med tidigare psykisk ohälsa och personer som uttrycker självmordstankar kan behöva extra hjälp. Fånga även de som är ensamma, som kan ha en familj, men en familj som inte talar om svåra saker. Se till att ha en lista över vem du kan hänvisa eller remittera till för fortsatt krisbearbetning.

Vad behöver vi själva?

Avslutningsvis om krishantering bör något sägas om oss själva. Vi påverkas av de starka känslor som en person känner i en kris – affektsmittan. Den vanmakt som någon i chockfas utstrålar får oss att agera så att vi kanske pratar för mycket – men minns vad som tidigare sagts om bemötandet. Reaktionsfas med starka känslor är mest krävande även för oss professionella. Vi vill trösta för att dämpa känslorna, eller göra något för att få vara aktiva eller bara fly. Här är det värdefullt att vi står ut, förmår att finnas kvar och lyssna när den drabbade sätter ord på sina tankar och känslor. När känslorna klingar av i intensitet är det lättare för oss att vara kvar.

Starka känslor smittar och att få handledning, egen avlastning, helst med en utifrån kommande handledare är angeläget och utvecklar oss som professionella. Att samlas i grupp med några arbetskamrater, i kamrathandledning, kan också vara värdefullt. Målet är att få utrymme att få uttrycka sina känslor och tankar om de möten med krisdrabbade som man har i den genetiska vägledningsprocessen. Personalstöd till sjukvårdspersonal ges vid extraordinära händelser och för detta kopplas företagshälsovården in. Det är sällan aktuellt i samband med genetisk vägledning.

7. Möta känslor

Att möta/bemöta känslor är en särskild utmaning i samtalet, i samtalskonsten. Ett verktyg som vi kan förfina över tid. Känslomötet är en av de viktigaste delarna i samtalet för att skapa en god relation.

Känslor smittar

Känslomässig överföring ses till och med neurokemiskt. Att känslor smittar har de flesta av oss upplevt. Emotionell smitta, affektsmitta, sker i kommunikation. Vi härmar varandra. Barnet lär sig genom imitation. Omedvetet imiterar vi den andres mimik som väcker fysiologiska reaktioner hos mottagaren av samma känslor, visar forskningen. Ett exempel på fysiologisk stimulering av "ilskemuskeln i ansiktet" är när vi cyklar i motvind. (Jaffe) Det är sålunda inte bara, att det går trögare som gör oss arga när vi cyklar i motvind. Vuxna imiterar varandras neurologiska markörer när det gäller känslouttryck, framförallt i ansiktet men även i kroppshållningen.

Spegelneuron är en nyare upptäckt. En neurologisk förmåga, som människan besitter och som handlar om imitation. Sitter vi med en patient som är ledsen, så kan vi känna en liknande känsla och uppleva ledsnad. Som vägledare träffar vi många människor i kris och det är inte fel att dela känslor och själv visa ledsnad. Att dela känslor är självklart bra men det bör dock nämnas, att vi själva bör vara den, som snart kan samla ihop sig när vi delar en känsla med patienten.

Känslor, grundkänslorna, är universella och alla människor över klotet har dem. De fyra grundkänslorna är glädje, ledsnad, rädsla och ilska. Det finns fler känslor till denna lista enligt andra forskare; Positiva affekter är: Glädje, intresse. Neutral affekt är: Förvåning. Negativa affekter är: Avsmak, avsky, ilska, ledsnad, rädsla och skam (Tomkins och Ekman). Vissa känslor syns i form av kroppsliga uttryck, exempelvis "vit av ilska"; "vit/skakig av rädsla"; "röd/rödfläckig av upprördhet".

Hjärtklappning, svettning, snabb andning, darrig, torrhet i munnen är exempel på fysiologiska reaktioner vid känslouttryck. Kroppsspråket där våra känslor uttrycks omedvetet/medvetet visar på kulturella skillnader. Dessutom vet vi, att kroppsspråket förändras mellan generationer och i viss mån mellan åldrar så att en ung persons kroppsspråk skiljer sig från en äldre persons.

Känslor som inte uttrycks blir hinder i vår förmåga att ta emot information. Exempel på hur känslor färgar information är, att ilska gör att neutrala händelser tolkas som hotfulla. Rädsla minskar förmågan att ta in information och vi får tunnelseende, vilket innebär att vi fokuserar bara på en enstaka sak. Rädsla minskar efterhand, men tar 15–20 minuter att vänja sig vid och anpassa sig till. Rädsla övergår inte sällan i ledsnad eller ilska. Känslorna finns där och blockerar delar av vår uppmärksamhet. Mycket forskning ger belägg för att om vi tillåter känslorna komma till uttryck, så förbättras relationen till patienten. Samförstånd uppnås i större utsträckning. Patienten får bättre förtroende för oss och känner sig sedd som hel människa.

Hur bemöter vi patientens känslor?

Med empati och affektivt gensvar. Det innebär att vi bekräftar känslan, det icke-verbala uttrycket, med ord. Vi nämner det vi ser, "du ser ledsen ut". Ibland leder det till mer gråt när patienten blir bekräftad med en sådan tillåtande hållning. "Låt tårarna komma" är ytterligare ett steg i bekräftandet. Bemöt gärna känslorna tidigt, så släpper den blockering, som vi vet att känslan skapar, för mottaglighet av information. När man är fylld och upptagen av en känsla är man inte lika klartänkt.

Att få uttrycka en känsla tar viss tid i anspråk. Men tillåtna känslouttryck är ett mycket potent verktyg och är väl värt den tid det kan ta. Känslor klingar av och undersökningar visar att det sker inom 5 minuter. I sällsynta fall kan det ta upp till 10 minuter men 5 minuter är den genomsnittliga tiden. Alla känslor når en topp och klingar sedan av om de får komma till uttryck. Får de komma till uttryck, så känner patienten sig på ett helt annat sätt sedd och bekräftad tillsammans med vägledaren. Visa även med ditt kroppsspråk att du ser ett känslouttryck. Beröring kan vara ett sätt att visa empati eller luta dig fram och när tårar kommer lämna fram en pappersnäsduk.

Hur hanterar man beröring?

Vid beröring behöver vi vara lyhörda. Beröring är ett potent verktyg för att förmedla empati. Att känna in hur den person som vi sitter tillsammans med skulle uppleva beröring, är en konst. Att lägga en hand på patientens underarm är en liten gest i den riktningen som är "lagom", inte för närgången. Hur vi kan använda beröring mer framgångsrikt behöver ytterligare utrönas och forskas på. Kulturskillnader behöver vi anpassa oss till när vi vill nå fram med vår beröring. Anpassa din egen beröring efter den person du själv är och vad som passar dig och var ytterst lyhörd för patientens eventuella önskan.

Skuld och skam

Skuld finns ofta med när ärftlig sjukdom fastställs i en individs liv. För att skilja skuld från skam, eftersom de ofta nämns tillsammans, kommer här en genomgång om de båda upplevelserna och deras bakgrund.

Skam

Skam utvecklas tidigare än skuld under den psykologiska utvecklingen, under vår uppväxt. Ordet skam, engelskans "shame", kan härledas till "hide", att gömma. Kraftig skam för med sig en önskan att försvinna/isolera sig. Att gömma och betäcka ansiktet är ett tydligt tecken på blygsel vid skam. Skam är en social upplevelse, som tidigt utvecklas hos barnet under uppväxten i samspelet med andra. Skammen präglas av känslor såsom värdelös, otillräcklig, löjlig, underlägsen, liten och maktlös. Även att bli förlägen, förödmjukad och generad handlar om skam. Det finns många synonymer. Den sociala känsligheten har som bakgrund vårt mänskliga behov att bli accepterade av gruppen.

Att tillhöra gruppen är sedan urminnes tider ett överlevnadsbehov, för oss människor. Skam påverkar vårt beteende. Skam hämmar den positiva inställningen vi har till oss själva från födseln. Upplevelsen av att vara fel som person;

det är fel på mig, jag är fel, präglar skammen. När skammen är som värst vill man bara försvinna. Om vi skrattar och någon ger oss en fördömande blick, blir vi tysta. Utsätts någon ofta för dessa kritiska blickar leder det till hämning, till brist på spontanitet. Den skambenägne är starkt självkritisk, man känner sig inte omtyckt som den man är. Alla upplever vi skam under uppväxten.

Skam reglerar vårt beteende, bidrar till vår socialisering; alltså vår anpassning i samhället. Skam är så att säga det pris vi betalar för att fungera i samhället. Vi är iakttagna och de signaler vi får från andra leder till vår anpassning. Skammen gör ont och fräter på vår självkänsla. I rimliga proportioner är skam sund eftersom den fungerar som en reglering av vårt beteende för att bli accepterade i sociala sammanhang.

Den reglerar vår känslointensitet och avståndet vi vill hålla till andra människor. Dessutom hjälper skammen oss att bevara vår integritet. Skam är svår att lösa upp, men vid rimlig omfattning av skam, kan det bli en sporre till förändring. Inför upplevelsen av skam har vi ett val; att först tillstå det skamliga beteendet inför sig själv. Denna medvetenhet blir utgångspunkten till att försöka ändra vårt beteende för att stärka självkänslan.

Kroppsmönster vid skam och skuld liknar varandra. Kroppshållningen påverkas; man sjunker ihop, undviker ögonkontakt, vänder bort ansiktet och ibland gömmer vi ansiktet i händerna. Ansiktsuttrycket kan du säkert se framför dig. Hudfärg kan påverkas – att rodna är det vanliga. Det påverkar vårt tal och vi kan även få svårigheter att tänka klart. Skam och skuld leder ibland till att upplevelsen smittar; affektsmitta, och därigenom kommunicerar vi vår känsla med omgivningen för att få hjälp.

Skuld

Skuld som huvudsakligen handlar om något man gjort; gjort fel, dåligt eller ont. En handling vi gjort, som man kanske kan göra något åt. Det är en motiverande kraft till att leva efter de normer och regler vi lärt oss. Därav förstår vi att skulden utvecklas senare under uppväxten, när vår tankemässiga förmåga tilltagit med vår ålder.

Skuld kan också vara plågsam och ses ofta som en blandning av skam och skuld – vi skäms för att vi gjort något dåligt och kan känna rädsla. Det som väcker skuld skiljer sig mellan människor. Vi har införlivat olika normer under uppväxten. Vårt samvete, det som varit viktigt, skiljer sig mellan människor. Uttrycket "får dåligt samvete" kan gälla olika saker för olika människor. Skuld leder till att vi vill reparera det som blivit fel, som vi förorsakat. Vi vill göra gott, så att vi slipper skulden. Skuld kan väcka rädsla för att bli straffad. Skuld är plågsamt och leder till att vi tar hänsyn till andra.

För att *hantera skuld;* ersätt skuld med *ansvar.* Skuld är svår att bli av med, upplevelsen suger ofta musten ur oss. Att få tillgång till fakta kan vara ett steg till att lätta skulden. Kan vi hjälpa den andre att se vad som var ditt ansvar i situationen? Kan det ge tillgång till fler perspektiv? Att göra om skuld till ansvar leder till handlingskraft. Ansvar innebär att vi har ett val och att kunna ta konsekvenserna för sina val.

Ofta klandrar man sig för ett val man gjorde för en tid sedan, kanske för en längre tid sedan. Men vid den tiden gjorde man sitt val utifrån det perspektiv man hade där och då och idag skuldbelägger man sig när man vet mycket mer. Om man på så sätt förstår, att man tog ansvar för sitt val vid den tidpunkten utifrån det perspektiv man hade då, kan man även se att skulden är en konstruktion och därmed har den inte samma makt över oss.

Sund skam och skuld

Skuld och skam gör att vi bättre hanterar relationen till andra och till oss själva. Skuld och skam finns på många sätt med i etiken som söker definiera det som är gott, vad som är en god människa, vad som är en god handling. Skuld är vanligt bland personer med ärftlig sjukdom.

Hantera oro och ångest

Genetisk utredning kan väcka oro och ångest. Att ha en verktygslåda fylld med verktyg för att hantera oro och ångest ger oss vägledare en egen trygghet. Oro kan uppkomma i rummet även under samtalet och att veta vad du kan föreslå i situationen ger dig trygghet. Mellan samtalen hos vägledaren kan det också vara värdefullt att vägledaren föreslår verktyg för att hantera oro och ångest för de patienter som besväras av det.

Genetisk vägledning väcker olika känslor under utredningens gång. Osäkerhet och rädsla kan stegras till oro eller ångest. Men vad är det som närmare bestämt väcker oron? Att finna det och sätta ord på de olika delarna av det underlättar. Kan vi dela upp "berget av oro" i olika delar blir det lättare att hantera för patienten. Känslor av oro/ångest kan ses före utredningen och när patienten kommer är det värdefullt att utforska känslorna patienten har inför utredningen. Vidare under utredningen, när man får utvidgade perspektiv på vad provsvaret kan medföra, kan ytterligare oro väckas. Själva väntan på provsvar leder inte sällan till förhöjd oro och därefter förstås, i situationen när man fått sitt provsvar.

Vad kan vägledaren ge för att underlätta oroshanteringen?

Vi kan bistå vår patient med olika verktyg att underlätta hanteringen av oro och ångest. Nedanstående är några exempel på sådana verktyg.

Att erbjuda patienten att få *uttrycka sina känslor och tankar* hos dig, att sätta ord på sina känslor och tankar. Utforska vad oron beror på – vilka är de olika delarna som oroar? Att sätta ord på känslorna är en värdefull del i processen. Forskning bekräftar att det är läkande. Att i ord beskriva något, abstrakt eller konkret, är en metod som sedan urminnes tider är känd och är en väg till kunskap och insikt. Att tala med andra kan fylla samma funktion. Liksom att skriva ner sina tankar och känslor.

Fysisk aktivitet, bekräftas i alltfler studier, är en hjälp vid ångesthantering. Att få utlopp för den rastlöshet som ångesten ofta medför.

"*Trygg plats*" innebär att man frågar patienten efter en plats där man vet att man mår väl. Vad har patienten för en bild av en plats där man kan koppla av? Är det en särskild fåtölj därhemma, att sitta på en sten eller bänk i välbekant natur? Utforska med patienten vilken som är hens trygga plats. Syftet med att finna en egen trygg plats är, att den kan man uppsöka i tanken när oron gör sig påmind, som ett sätt att bli lugnare.

Djupa andetag motverkar en mer ytlig andning, som vi har vid oro och stress. Föreslå att patienten tar tre långsamma, djupa andetag för att bli lugnare. På detta sätt kopplas den fysiologiska effekten av att minska syrehalten i blodet, genom långsam djupandning, samman med den avledande manövern att räkna till tre tankemässigt. Mindre syre i blodet gör oss mer avslappnade.

För att kontrollera sin andning kan metoden att *andas i fyrkant,* vara en hjälp. Be patienten fokusera på en fyrkant i blickfånget, en tavla, en fönsterkarm, en datorskärm eller annat med fyra hörn. Uppmana patienten att fästa blicken i ett hörn, dra in luft och följ med blicken till nästa hörn. Andas ut till andra hörnet, följ fyrkanten vidare med blicken och andas in till tredje hörnet och åter ut och tillbaka till utgångspunkten. Så kan man hjälpa sig själv att bli lugnare.

En annan metod är att träna *avslappning.* Apoteken har bra instruktionsband, de går även att finna på nätet.

Avslutningsvis är det en trygghet för patienten att *vägledaren är tillgänglig;* erbjud möjligheten att vara nåbar per telefon på arbetstid.

Att skriva – uttrycksfullt skrivande som hjälp i krisbearbetning

Psykologiprofessorn James Pennebaker började på 1980-talet att forska kring skrivandets betydelse för psykisk och fysik hälsa. Han visste, att människor har ett behov av att öppna sig, att berätta sin historia. Kan detta, att öppna sig, befrämja hälsan? Är motsatsen, att hålla inne med det privata, ohälsosamt? Dessa frågor ville han få svar på. Det har gjorts hundratals studier i hans forskargrupper över världen och bland hans efterföljare. Han utgick ifrån att dagboksskrivande pågått i långa tider och utgick ifrån själva skrivandet. Pennebaker drar slutsatsen, att över tid är det hälsomässigt skadligt, att aktivt hålla tillbaka känslor och tankar. Gradvis undermineras vårt kroppsliga försvar, det kan leda till sjukdom. Förträngning är ett fysiskt arbete som påverkar och höjer stressnivån och detta påverkar kroppen negativt.

Uttrycksfullt skrivande, expressivt skrivande, ocensurerat flödesskrivande, textrening är några av de begrepp som används.

Målet är att ärligt berätta sina innersta känslor och tankar kring en upplevelse. Att texten blir läst är inte det viktiga utan detta att "sätta ord på sina känslor och tankar" är det som är läkande och det bekräftas i studier. Om man sparar texten och läser det man skrivit senare är helt upp till den som skriver. Att senare läsa det man skrivit kan ge en inblick i, att upplevelsen av händelsen man skrivit om har förändrats. Många av studierna är gjorda på collegestudenter. Man bad dem skriva om djupa trauman och man fann, att utöver ökat psykiskt välbefinnande påverkades även immunsystemet till det bättre. Blodtrycket sänktes och bland dem som skrev minskade besöken hos collegeläkaren.

En signifikant studie gällde medelålders nyligen uppsagda ingenjörer. De delades in i tre grupper där grupp A fick uppgiften att skriva om sina djupaste tankar och känslor. Grupp B skrev om vad de gjorde under dagen/dagarna och grupp C skrev inte alls. Efter 3 månader hade 27 procent av grupp A; de som skrivit om känslor och tankar, fått nytt arbete. Fem procent i grupp B och C hade fått nytt arbete efter 3 månader. Efter drygt 6 månader med fortsatt skrivande hade 53 procent av grupp A fått arbete, medan endast 18 procent i grupp B och C fått arbete. Trots att alla varit på lika många arbetsintervjuer.

Förklaringen fann man i texterna. De som utforskat sina känslor och tankar hade i texten kunnat uttrycka sin ilska och kommit tillrätta med sina känslor mot arbetsgivaren. Slutsatsen forskarna drar är, att det är psykiskt och fysiskt befriande att skriva. Det ger en struktur i känslor och tankar och situationen blir hanterbar. Slutsatsen är vidare att skrivandet löser trauman, som står i vägen för andra viktiga uppgifter. Genom att man sätter ord på sina känslor omorganiseras upplevelsen av den svåra händelsen. I och med att man kommer vidare med en svårighet i livet skapas en tilltro, att man förmår lösa sina problem. Detta är en väg för att lösa problem. Dessutom har det visat sig, att det fria skrivandet förbättrar individens skrivförmåga inför annan sorts skrivande av mer formell karaktär.

Instruktionerna för skrivandet

Uppgifter är, att fokusera på det som finns i tankarna som man är upptagen av och känner oro för. Det är något man skulle vilja tala om men av rädsla, skam eller annan känsla inte gör. Det är något som påverkar ens liv. Man kanske även drömmer om det nattetid. Skriv om händelsen; om känslor och tankar, om den faktiska händelsen och hur det kommer sig att man känner så. Skriv för hand i en skrivbok eller i datorn i en egen hemlig fil. Låt orden strömma ur pennan eller ur fingrarna till tangenterna. Strunta i grammatik och stavfel. Uppdraget är inte att skriva till någon utan bara att skriva av sig själv. Om man fastnar och inte kommer på vad man ska skriva, skriv om, upprepa sista meningen ibland ett par gånger så lossnar det igen. Man kan skriva om samma sak i flera dagar eller om olika saker. Att skriva i presens gör, att allt kommer närmare. Färga beskrivningen med upplevelsen från fler sinnen.

När skriver man?

Skriv när man känner att man behöver. Finn en plats där man kan få lugn och ro och vara ostörd. Skriv minst 20 minuter per dag har forskningen visat är optimalt och minst fem dagar i följd. Flera dagar i följd gör att man kommer in i en process som för framåt. Om personen hatar att skriva, kan man tala högt i en bandspelare. Det ger samma effekt, att sätta ord på känslor och tankar muntligt.

Instruktionen är att skriva i minst 20 minuter per dag, fem dagar i följd. Ger det inget, hjälper det troligen inte, så sluta att skriva. Direkt efter skrivandet kan man känna ledsnad och sorg men det går över på någon timme. De flesta känner en befrielse efter skrivandet. Det intressanta är att berättelsen förändras. Texten förändras till att man blir mer reflekterande och man väljer mer känslomässiga ord i texten. Ordvalet kan skilja sig något mellan könen. Kvinnor använder fler känsloord. Läser man sin text senare, ser man att tankar och känslor kring händelsen förändrats. Det ger en bekräftelse, att bearbetningen går vidare. Det ingår dock inte i instruktionen att man bör läsa efteråt.

Släpp loss orden och börja skriva!

8. Familjedynamik, anhöriga och stöd

Ärftlig sjukdom är på ett alldeles särskilt sätt ett familjeproblem. Familjen är i detta sammanhang inte bara kärnfamiljen utan biologiskt släktskap. Det finns ett gemensamt genetiskt arv oberoende av vad man har för social kontakt med varandra. Det somatiska problemet blir ett problem för familjen och problem i familjerelationerna uppstår då ofta. Såväl individen som familjen behöver hjälp att hantera de svåra frågor som väcks och få kunskap om ärftlighet. Och då behövs genetisk vägledning. Som genetisk vägledare möter vi ibland en hel familj med flera individer. Inför familjemöten är det värdefullt med viss kunskap om familjedynamik. Här inleds med en beskrivning, vad en familj är.

Vad är en familj?

Flera individer eller en grupp? Bilder vi har av familjen vi möter, återspeglas i kommunikationen. I benämningen "familj" föreställer vi oss oftast mamma, pappa, barn. För varje ytterligare barn förändras relationer och kommunikation. Vid två barn ser vi fyra familjemedlemmar, som alla kommunicerar med varandra. Inom familjeterapi ser man familjen som ett system. Helheten i systemet är större än summan av dess beståndsdelar. Alla påverkar varandra. Individerna i en familj delar en gemensam kontext i vilken man utvecklas eller begränsas, i relation till varandra. Detta är förklaringen till att en lyckad eller en misslyckad utveckling i en familj inte enbart beror på *en* individ. Det handlar om ett komplext samspel, där man ständigt anpassar sig till varandra. Gynnsamma faktorer för barns utveckling i en familj är:

- Grundläggande omsorg
- Konsekvens i förväntningarna
- Öppenhet i kommunikationen.

Vad inkluderas i begreppet familjedynamik? Man ser efter hur *kommunikationsmönstren* ser ut i en familj. Vilka *roller* har familjemedlemmarna? De förväntade eller andra? Forskning visar, att många familjer har liknande förhållningssätt till ärftlig sjukdom som rollen de har i sin familj. En familj genomgår olika förändringar under livets gång, som inte sällan medför krisreaktioner. *Var befinner sig den familj du möter, i vilket skede?* Vi ser alltmer av nya familjebildningar och dessa möter vi också inom genetiken. I familjer som vi möter finns barn – hur talar vi med barnen? Vad bör vi tänka på, när vi möter barn i olika åldrar? Sammanfattningsvis – hur möter och talar vi med en hel familj?

Virginia Satir, världskänd familjeterapeut, som skrivit mycket om familj, sammanfattar sina erfarenheter om familjer med problem med dessa fyra punkter:

1. Självförtroende. Vilka är de känslor, den uppfattning, man har om sig själv? Vilket värde upplever man sig ha?
2. Vilka mönster för kommunikation har skapats i familjen för att förstå varandra och för att bli förstådd?
3. Människor som lever i grupp, i ett familjesystem, utvecklar regler. Vilka ser vi i denna familj?
4. Familjemedlemmarna har relationer med andra i samhället under olika åldrar och tider, som mer eller mindre påverkar familjerelationerna. Exempelvis skolan, arbetsplatsen och sjukvården och flera andra institutioner i samhället.

En välfungerande familj är en levande och givande familj. Självförtroendet är starkt. Kommunikationen är klar, direkt, bestämd och ärlig. Reglerna för att hålla samman familjesystemet är flexibla, ändamålsenliga och mänskliga. Förhållandet till olika delar av samhället är öppet och hoppfullt. En känsla av samhörighet finns i familjen.

Hur ser kommunikationen ut i familjen?

Talar alla med alla eller talar man genom någon till en annan: Exempelvis mamman säger till pappan "Säg till Kalle att han måste ta på mössa idag". Minns att familjen är ett system, liknande ett maskineri med hjul och kuggar. Men är en kugge dåligt fungerande, påverkas hela maskineriet. Hur fungerar kommunikationen, som ett smörjmedel i maskineriet? Finns allianser som exempelvis; vi två blir starka mot de andra? Beroenden? Någon vågar inte ta egna initiativ, utan att den andre är med. Eller är familjen en grupp individer, som knappast kommunicerar med varandra, utan lever parallella liv? Motsatsen är en välfungerande familj, där alla är en resurs för varandra. Möter vi den välfungerande familjen i vården, underlättar det mycket för behandlingen.

I alla familjer tar man roller. Detta för att systemet ska fungera. Familjen behöver mat, kläder, ordning, städning, försörjning och mycket mer. Vem som gör vad beror på den rollfördelning som görs. När barnen är små gör de vuxna det mesta. Men vid förändringar såsom sjukdom i familjen, sker omfördelning av roller som gör, att barn måste ta över ibland.

Familjeperspektivet påverkas vid ärftlig sjukdom, som vi också benämner familjesjukdom. Blir det fastställt hos en förälder, att det finns en ärftlig sjukdom, som förkortar livet, är det förstås en sorg. En sorg för förlust av hälsa hos en käresta, förlust av kontroll, osäkerhet, förlust av planer inför framtiden. Oro för partnern och har barnen ärvt sjukdomen? Den friska partnern kan även känna skuld att slippa sjukdom. För barnet är det likaså känslor av sorg, oro och rädsla. Hur kommer det att bli? Barn och unga vuxna är oftast mer oroliga för den förälder som blivit sjuk än för sin egen risk. Rädslan att förlora sin förälder i sjukdom är störst i unga år. Familjer med ärftlig sjukdom har många svåra känslor.

Forskning visar, att i familjer med ärftlig sjukdom finns vissa mönster. Det är vanligt, att man inte talar om sjukdomen. Man tiger om den. Man vill skona de andra från det hemska och därför tiger man. Man tror sig vara hänsynsfull och visar respekt genom att tiga. Men när ärftligheten uppdagas väcks ofta ilska. Var det en respektlös hänsynslöshet? Vad medför tigandet? Ibland kan man se, att fler svåra saker hålls undan, så att tigandet generaliseras. Ett tabu, en familjehemlighet, påverkar hela familjen negativt. Inte sällan leder det också till förnekande av sjukdomssymptom, trots att de är uppenbara för en utomstående. Detta medför att man söker hjälp sent. Att döva alla tunga känslor leder på sikt till att även de positiva känslorna dövas.

Vilken typ av familjer kan vi komma att möta?

Med en sjuk individ i familjen möter vi patientens familj eller så möter vi familjen med ärftlig sjukdom där hela familjen är vår patient? Hur tänker vi? Mot bakgrund av att familjen är ett system och delarna är beroende av varandra, bör vi möta alla i familjen med omsorg och försöka se allas behov. Vi behöver ha en beredskap att möta nya familjebildningar. Exempelvis två kvinnor som blivit föräldrar. Där en av kvinnorna burit barnet och nu visar det sig att donatorn har till exempel ´dystrofia myotonika´. Hur förhåller vi oss till biologiskt släktskap? Den frågan är aktuell även vid styvföräldrar/styvsyskon och halvsyskon. Trots nya starka familjeband gäller biologiskt släktskap inom genetiken. Vad händer i en familj, som adopterat ett barn och där barnet utvecklar en ärftlig sjukdom? De nya familjebildningarna medför nya utmaningar för oss som möter dem.

En familj går igenom olika förändringar som ibland leder till kriser

En familj startar med ett par. Så småningom föds ett barn och att bli tre, där det lilla barnet kräver mycket uppmärksamhet, påverkar balansen mellan paret. När barnet sedan själv kan kommunicera förändras relationerna i familjen. Därefter påverkas relationerna i familjen av de förbindelser barnet får utanför hemmet, på dagis och senare i skolan. Lärare utgör ofta en förlängning av föräldrarna och även om man välkomnar det, så kräver det anpassning.

Efterhand söker sig barnen mer till jämnåriga; som steg i en frigörelseprocess. Att ha en stabil familj i bakgrunden, underlättar frigörelsen. När barnet vuxit upp och flyttar, för att skapa sig en självständig tillvaro, drabbas ofta föräldrar av känslor av förlust. Ibland återvänder barnet en period; allmänt kallad jojo-perioden. Rollförändringen blir påtaglig när barnet/barnen flyttar ut och skapat sig början till en egen familj. Dessas partner blir sedan nya relationer att förhålla sig till för familjen. Rollen som mor- och farföräldrar är späckad med privilegier men också med fallgropar. Alla dessa förändringar i och med livets gång kräver anpassning. Var befinner sig den familj du möter?

Som genetisk vägledare möter vi sällan barn enskilt. Att barnen är närvarande vid mötet med deras familj är det vanliga. Föräldern är även barnets vårdnadshavare innan barnet blir myndigt. Här följer några punkter att tänka på, när barn är närvarande. Är barnen små blir fokus föräldrarna, att vi ser till att de blir lugna och förstår informationen. Är föräldrarna lugna känner barnen det och situationen blir mer hanterbar. Givetvis vänder vi oss också till barnet och inkluderar det.

Därmed känner barnet mer av kontroll och vi ser till att föräldern är delaktig. Kan vi med information och kunskap till föräldern och delaktighet för barnet förmedla lugn, blir även vi som profession lugna. Är barnet äldre – se till att skapa en relation med barnet. Är föräldern den som talar för barnet och du inte lyckas få fram barnets tankar och känslor av det skälet kan man be föräldern gå ut en stund. Men föräldrar är barns förmyndare och har rätt att vara med hela tiden. Det finns flera formuleringar för att ge barnet egen tid med dig. Tänk igenom dem innan du möter familjen; hur det passar dig att förmedla det du tänker. Målet är, att alla ska få möjlighet att uttrycka sina upplevelser om det som är aktuellt. Barns medvetenhet av tid och förmågan att uttrycka känslor utvecklas med ålder och detta är värdefullt att känna till, när vi möter dem.

Några översiktliga punkter om barns utveckling:

Under fem års ålder uppfattas tiden som den vakna delen av dygnet. Tiden är cirkulär; morgon–kväll, vilket upprepar sig dag efter dag. Känslor kan man ännu inte beskriva. Om något är hemskt förstärker man det med "mycket, mycket, mycket" hemskt. Barnet ser sig självt i centrum och har ofta magiskt tänkande. Igår var jag arg på mamma och nu är jag med hos doktorn och något hemskt har hänt mamma. Är det mitt fel? Så kan barnet uppleva situationen.

Hos något äldre barn ökar tidsmedvetenheten. Det finns ett *då* och ett *nu* och en *framtid*. Känslor kan man nu alltmer uttrycka. Från 11–12-årsåldern har man tillgång till abstrakt tänkande och kan uttrycka känslor.

Hur kan barnet uppfatta sjukdom i familjen? Det lilla barnet känner av vad som händer i familjen. Föräldrars ledsnad och oro känner de av. Sätt ord på känslorna, det underlättar.

3–6 års ålder: Språket utvecklas och barnet söker en orsak till det som händer. Försök att behålla dagliga rutiner så att tillvaron förblir förutsägbart. Förskolebarn har behov av ordning och delaktighet i det som oroar och gör föräldern ledsen, men på barnets nivå. Det ger barnen mer trygghet.

7–12 års ålder: Efterhand kommer alla frågor om livet och att livet kan ta slut. Det väcker också rädslor och tankar kring egen död. Känslor och tankar, som det förhoppningsvis finns utrymme att få tala om med någon.

13–18 års ålder: Tonåren är en känslig period med många känslor och tankar, som den unge inte alltid vill dela med sig av. Respektera hur tonåringen vill ha det. Drar tonåringen sig undan, så "knacka på", alltså hör av dig med frågor om hur den känner och tänker kring exempelvis mammas sjukdom. Vill man inte tala nu, så återkom med frågan fler gånger. Föräldern förmedlar därmed, att här finns någon, som vill höra vad du känner och tänker. Kompisarna är ofta viktigare under denna period och man jämför sig gärna.

Hela familjen påverkas av sjukdom. Om det är en förälder eller ett barn som drabbas så påverkas alla. Inte sällan när föräldern är sjuk, blir barnet vårdare. Om ett syskon får en sjukdom så blir det fokus på det barnet, medan övriga syskon blir åsidosatta och/eller får mycket krav på sig. Barn klarar mycket visar forskningen. Med gott stöd klarar de svårigheter, som en sjuk familjemedlem medför. Men detta område behöver utforskas bättre och det vi kan göra är att se till att familjer med sjukdom får stöd.

Vid familjemöten använder vi också vårt potenta instrument, pedigree. Att det har en påverkan på olika sätt för de olika familjemedlemmarna, bör vi ha i åtanke. Likaså kommer familjemedlemmar att reagera olika på besked om ärftlighet och anlagsbärarskap. Hur kan vi underlätta mötet med familjen?

En sammanfattning av vad som är värdefullt att tänka på i mötet med hela familjen

Eftersom det är flera personers behov som ska tillgodoses, och vi ska underlätta så att alla får komma till tals, är det en stor fördel, att vara två vägledare som håller i samtalet. Inför ett sådant samarbete är det viktigt, att ha kommit överens om, vem som gör vad under samtalet. Exempelvis, en leder samtalet och den andre är uppmärksam på känslomässiga reaktioner hos familjemedlemmarna och speglar dem. Inled med att definiera situationen. *"Vi träffas alla här idag för att tala om ------- stämmer det med era förväntningar?"*

När en öppen fråga ställs på det sättet, se till att alla får svara. Om någon inget säger använd rundan som hjälp – att föra runt frågan till alla. Om någon talar för någon annan uppmuntra den tysta, att säga sin mening. Om någon talar mycket, använd klockan och fördela tiden. Under samtalet är det värdefullt, att söka förstå vilka regler som härskar i familjen och vilka kommunikationsmönster den har. Är ni två samtalsledare blir det ofta givande, att efter samtalet tillsammans söka svar på dessa frågor, för att kunna möta familjen ännu bättre nästa gång. Slutligen – uppmuntra familjen att tala med varandra för att befrämja fortsatt dialog i familjen.

Avslutningsvis några punkter om anhörigas upplevelse vid progredierande sjukdom hos familjemedlem. Det är en livskris – livet tar en ny vändning. Förlust av framtid och hälsa föder därmed mycket sorg och oro. Ofta finns skuldkänslor där, särskilt vid ärftlig sjukdom. Samhällsceremonier saknas. Det är en stor livsförändring men vi saknar ceremonier eller ritualer, som hjälp för att gå vidare. Efter dödsfall finns begravningen, som en avskedsceremoni. Men när någon är svårt sjuk och försämras saknas ceremonier. Det saknas även förebilder – hur har andra hanterat situationen, när en anhörig försämras av svår sjukdom? Hur andra gör och har gjort kan vara till hjälp för egen krishantering. Uppmuntra till samtalshjälp! Att tala med andra förändrar perspektivet. För oss från vården, är det värdefullt att minnas, att även anhöriga fått mycket information. Familjen är en resurs.

Utforska psykosociala stödresurser

När vi, som genetisk vägledare, ska göra en genetisk utredning, kartläggs patientens biologiska familj, vid ritandet av ett pedigree. Men vi behöver också veta vad patienten har för socialt stöd i sitt nätverk. Vem kan bli stödperson vid provsvarsgivning, när patienten genomfört ett anlagstest? Här följer förslag till hjälpmedel.

Nätverkskarta som utredningsinstrument

Att rita en karta över patientens psykosociala nätverk är ett värdefullt hjälpmedel. Att tillsammans rita en nätverkskarta underlättar kommunikationen mellan oss och patienten. Det ger en inblick i vilken typ av relationer patienten har. Hur ser de känslomässiga laddningarna ut till de olika personerna i patientens nätverk?

När nätverkskartan är ritad, kan den också ge uppslag till alternativa stödpersoner. Själva ritandet av nätverkskartan gör ofta patienten medveten om vilka resurser som finns i dennes nätverk. Det blir inte sällan en positiv upplevelse att få syn på fler än man trodde sig ha i sitt psykosociala nätverk. Syftet med att rita en nätverkskarta är, att få en helhetsbild av patientens sociala nätverk. Det underlättar för oss att få klarhet i vilket sammanhang patienten befinner sig och vilken typ av relationer patienten har. Nätverkskartan blir särskilt hjälpsam: i mötet med en ensam, isolerad patient, som upplever sig sakna socialt nätverk. Vid utforskande av patientens livssituation, där det framgår att patienten har en familj, bör en följdfråga ingå: "Kan ni samtala om svåra frågor?" Kan ni tala om den ärftliga sjukdomen i familjen, om vad man känner och tänker kring den? Det är vanligt med familjer, som inte talar eller kan tala om de svåra frågorna.

När en ung person, nyligen myndig, söker oss – kanske till och med utan föräldrarnas vetskap. Här följer ett exempel på en ung kvinna, 18 år, som söker klinisk genetik för utredning av eventuella anlag för ärftlig demenssjukdom. Idag känner man till några få och mycket ovanliga sådana anlag. Hon har sedan unga år varit omhändertagen i fosterfamilj och hennes två yngre syskon, 16 och 14 år, bor i en annan fosterfamilj. De tre barnen omhändertogs, då fadern tidigt började utveckla demenssymptom och modern sedan länge hade ett omfattande alkoholmissbruk. Att rita nätverkskarta med denna unga kvinna gav värdefull inblick i hennes relationer, liksom att hon själv blir medveten om, att hon har fler runt sig, som kan stötta henne i den ensamhet som präglat hennes upplevelse.

I olika beskrivningar av nätverkskartor nämns även KASAM, Antonovskys begrepp om den värdefulla "känslan av sammanhang". Denna känsla är skyddande och innehåller salutogena faktorer, så kallade friskfaktorer. KASAM består av 3 delar:

1. *Begriplighet*. Att det som händer är begripligt och förståeligt och upplevs tydligt och strukturerat.
2. *Hanterbarhet*. Att man känner sig kapabel att kunna möta olika situationer i livet.
3. *Meningsfullhet*. Att man känner sig delaktig i det som sker i livet.

Att rita nätverkskarta med en patient, kan bidra till att öka KASAM; känslan av sammanhang.

Hur går det till?

Processen börjar med introduktion.

1. Vi ska rita en nätverkskarta tillsammans över ditt psykosociala nätverk. Förklara vad som menas med psykosocialt nätverk och värdet av att du, som genetisk vägledare känner till det nätverket, inför den genetiska utredningen. Att vi får inblick i vilket sammanhang, i vilken livssituation patienten lever.
2. Under kartläggningen listar man alla personer som är betydelsefulla för patienten. I listan ingår inte bara positiva relationer, utan även de som har negativ påverkan i patientens nätverk.
3. Vid ritandet av nätverkskartan prickar patienten in de olika personerna från listan i de olika tårtbitarna. Man placerar sig själv i mitten. Kanske kommer patienten på fler personer att lägga till.
4. Under det fjärde steget skattar patienten värdet av stöd man upplever sig få, från de olika personerna. Var finns de positiva delarna i nätverket?
5. Slutligen en sammanfattning med gemensam bedömning av var och vilket stöd patienten vill söka och utveckla.

Det finns olika slags modeller för nätverkskartor. Här följer två olika:

1.Tårtbitar:

I mitten placerar man sig själv och därefter ritas större eller mindre prickar på olika personer från listan från steg 2 i processen. Prickarna i en tårtbit placeras olika nära mittpunkten. Hur känslomässigt nära står de? Tårtbitens formella kontakter syftar på betydelsefulla personer bland myndighetspersoner. Tårtbiten med fritid, olika aktiviteter, som ibland tar en stor del av patientens tid i anspråk och kan vara viktig att känna till för att få en helhetsbild av patientens livssituation.

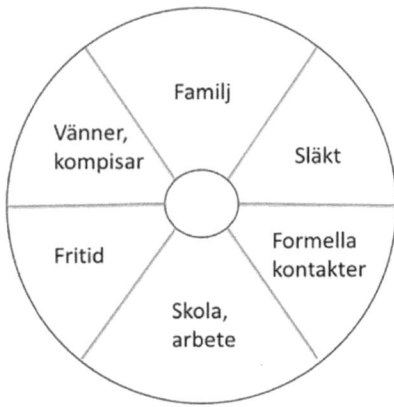

2 Emotionell karta

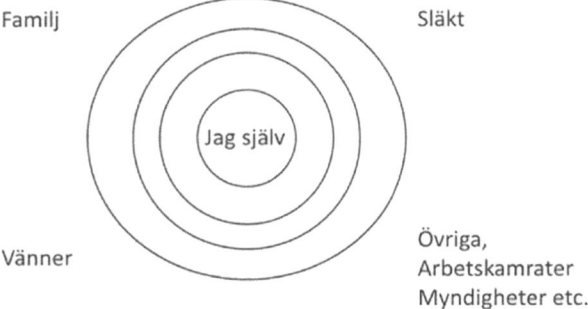

I denna typ av nätverkskarta betonas det känslomässiga avståndet, genom de olika cirklarna inne i den stora cirkeln, till personer i nätverket i respektive ringområde. Självklart kan man lägga till fler ringar till denna modell liksom i den förra. Välj den modell som tilltalar dig och se det som ett hjälpmedel i utredningen.

Referenslitteratur genetisk vägledning

De här nedan angivna böckerna och artiklarna är sådana som kompletterar och fördjupar det som sammanfattats i denna skrift. En del kan vara svåra att få tag på via bokhandeln, men bör finnas tillgängliga via universitetsbiblioteken.

Barth, T., Näsholm, C.: Motiverande samtal. Studentlitteratur 2006

Buchman, R., Kason, Y.: How to Break Bad News – A Guide for Health Care Professionals. 1992

Carolusson, S.: Det finns någon därinne. Recito förlag 2017

Cullberg, J.: Kris och utveckling. Natur & Kultur 1988, 2006

Flowers, L.: Teach-back improves informed consent. OR manager 2006:22

Fyhr, G.: Hur möter man människor i sorg. Natur & Kultur 2004

Fälth, T. med flera: Familjeterapins grunder. Ett interaktionistiskt perspektiv baserat på system, process och kommunikation. Natur & Kultur 2010

Holm, U.: Empati; Att förstå människors känslor. Natur & Kultur 2001

Hult, S., Waad, T.: Att arbeta med sociala nätverkskartor i ett salutogent perspektiv. DocPlayer 2017

Kagen & Wretmark: Terapeutisk hållning i samtalskonst. Studentlitteratur 1979

Larsson, I., Palm, L., Rahle Hasselbach, L.: Patientkommunikation i praktiker – information, dialog, delaktighet. Norstedts 2008

Lénner-Axelsson, B.: Förluster – sorg och livsomställning. Natur & Kultur 2010

Löök, J.: Svåra besked. Läkartidningen 2005, nr 102

Nathanson, D.: Shame and Pride. WWW Norton & Co 1994

Navarro, J.: What everybody is saying. Harper Collins Publishers 2008

Pennebaker, J.: Opening up – The Healing Power of Expressing Emotions. Guilford Press 1990

Rautalinko, E.: Samtalsfärdigheter. Liber 2013

Skirton, H.: The Client´s Perspective of Genetic Counselling – A Grounded Theory Study. Journal of Genetic Counselling, vol. 10, No 4, 2001

Skirton, H. & Patch, C.: Genetics in Health Services, Scion 2009

Sooneby-Borgström, M.: Affekter; affektiv kommunikation och anknytningsmönster. Studentlitteratur 2012

Söderbäck, M. med flera: Kommunikation med barn och unga i vården. Liber 2014

Wennerberg, T.: Vi är våra relationer. Natur & Kultur 2010

Wennerberg, T.: Själv och tillsammans. Om anknytning och identitet i relationer. Natur & Kultur 2013

Wikström, C.: När livet går sönder. Liber 2011

Appendix

Klinisk genetik – en kortfattad introduktion

Cellbiologiska grundbegrepp

Kromosomer och DNA

Människan har 46 kromosomer ordnade i 23 par, 22 par *autosomer* samt *könskromosomerna* X och Y. Dessa betecknas i storleksordning som kromosom 1 till 22 där 1 är störst och 22 minst. Det 23:e paret är könskromosomerna X och Y, två X-kromosomer för kvinnan och en X- och en Y-kromosom för mannen. Det innebär att en pojke alltid fått sin Y-kromosom från sin far och sin X-kromosom från sin mor. En man ger alltid sin enda X-kromosom till sin dotter.

Kromosomerna utgörs av DNA, deoxiribonukleinsyra och finns i cellkärnan. DNA-strängen är uppvirad runt andra strukturer i kromosomerna, figur 1. En funktionell del av en kromosom är en gen. En gen kodar för ett specifikt äggviteämne. Endast en liten del, ett par procent, av DNA utgörs av gener. Resten av DNA har andra fortfarande delvis okända funktioner. Samtliga celler i kroppen har samma kromosomer och genuppsättning, men det är bara ett begränsat urval som är i funktion i cellerna i varje enskilt organ. Således uttrycks olika gener i nervcellerna och i njurcellerna, men alla gener finns i alla celler. Många gener är viktiga för att reglera när andra gener får lov att uttryckas och styr cellernas funktion.

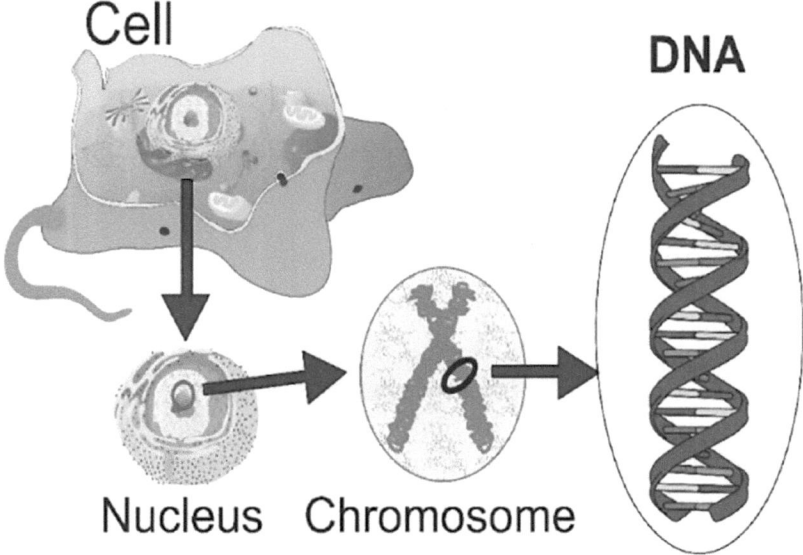

Figur 1. Cell med cellkärna och DNA-spiral.

DNA är uppbyggt som en dubbel spiral med fyra byggstenar, nukleotider, en dubbelhelix. De brukar namnges efter första bokstaven i den kemiska beteckningen, A – adenin, C – cytosin, G – guanin och T – thymin. Dubbelspiralen hålls samman av vätebindningar, två mellan A och T och tre mellan C och G. Nukleotiderna binds samman av socker-fosfatbryggor. Detta gör att de inte kan kopplas samman på annat sätt. Stegarna blir varandras spegelbilder. En gen blir då en bestämd sekvens av nukleotidbaser. Båda DNA-strängarna bär på gener, men en gen kan bara finnas på den ena. DNA finns i cellkärnan, figur 2.

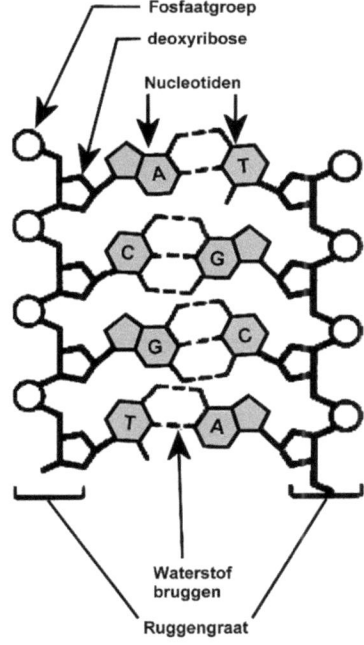

Fosfaatgroep
deoxyribose
Nucleotiden

Waterstof
bruggen
Ruggengraat

Figur 2. DNA-spiralen med de olika baserna A, C, T och G. A och T binds med
två vätebindningar (pilen underifrån) medan C och G binds med tre.

När ett protein ska bildas skrivs genens DNA av till en RNA-molekyl.
RNA-molekylen genomgår sedan en redigering innan den lämnar cellkärnan
och i cytoplasman binder sig till ribosomerna där proteinsyntesen sker.

Eftersom vi har två uppsättningar av kromosomer, en från vår far och en från
vår mor, har vi en blandning av tämligen lika eller helt identiska genvarianter.
En genkopia eller genvariant kallas för *allel*, och vi har vanligen (med undantag
för gener på X-kromosomen hos en pojke) två alleler för varje gen. För de flesta
anlag finns det mer än två alleler att välja mellan i befolkningen; olika varianter
förekommer i olika familjer och alla behöver inta vara sjukdomsorsakande. Detta
kallar man för *multipel alleli*. Varje allel i genparet är bärare av en egenskap – den

ena stammar från pappan och den andra från mamman. Ett exempel på multipel alleli är AB0-blodgruppen. Det finns tre alleler A, B och 0. Man kan bara ha två av dessa, se sidan 120.

Mutationer

Med mutation menar man en plötsligt uppkommen förändring av en gen. Mutationen i sig behöver inte leda till att genens funktion förändras, den kan vara neutral, men i de fall funktionen förändras eller blockeras kan det få stora effekter för individen. De mutationer som vi ser som ger skador är uppkomna i någon av könscellerna och finns således i alla celler i kroppen. Man klassificerar mutationsvarianter i fem olika klasser:

- benigna – godartade. Dessa s.k. polymorfier är vanligt förekommande, finns hos mer än 1 % av befolkningen.
- sällsynta sannolikt benigna. Dessa varianter finns hos väldigt få personer, kanske till och med bara i en familj, och bedöms inte vara sjukdomsorsakande.
- oklassificerbara. VUS, variants of unknown significance. En väldigt stor grupp av de varianter man finner går inte att klassificera utan att man gör omfattade studier över hur de påverkar det normala uttrycket av genen. Forskning kommer efter hand att klargöra om en sådan förändring är sjukdomsassocierad eller ej.
- sannolikt sjukdomsassocierade. Sällsynta varianter som man bedömer med mycket stor sannolikhet påverkar den normala funktionen av genen och därmed är sjukdomsassocierad.
- sjukdomsassocierade. Sällsynta, men ändå väl undersökta, varianter som man säkert vet påverkar funktionen av genen.

I varje generation räknar man med att det finns ett 50-tal nymutationer, men bara i sällsynta fall drabbar det en gen som uttrycks, det vill säga vi ser det som en nymutation hos en individ.

Celldelningen, mitos och meios

Från början består en individ av en enda cell, den befruktade äggcellen, embryot. Celldelningen, som kallas mitos, leder till att fler celler bildas och efter hand får de specialiserade funktioner. Inför celldelningen gör DNA en kopia av sig själv och i mitosen skiljs kopiorna från varandra, figur 3, högra bilden. Cellernas kromosomtal ska hållas konstant i varje celldelning och celler delar sig under hela livet för att ersätta uttjänta och/eller skadade celler. I vissa vävnader som benmärgen sker en ständig produktion av nya blodceller, medan andra, som nervceller, delar sig ytterst sällan.

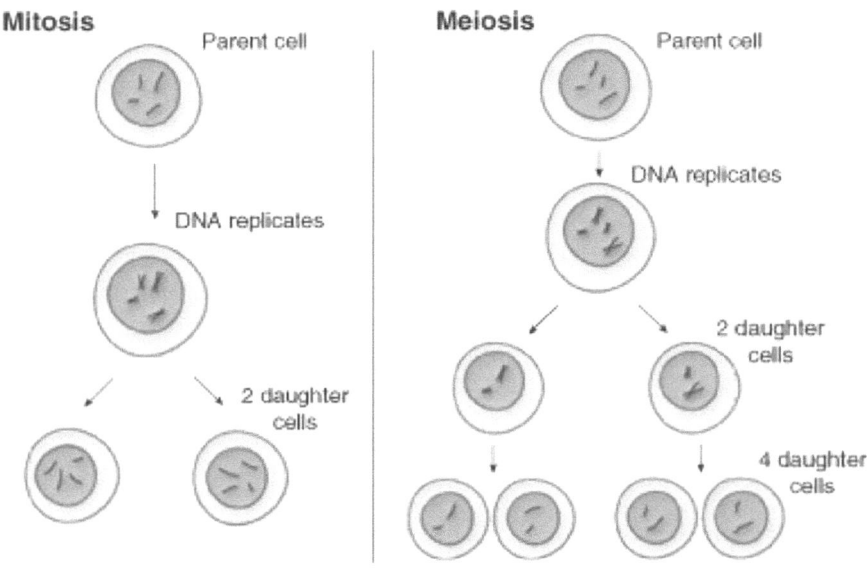

Det här fotot av Okänd författare licensieras enligt CC BY-SA

Figur 3. Schematisk bild över mitos och meios som visar på skillnaderna i celldelning.

För att bilda könsceller måste cellen delas sig så att de båda lika kromosomerna hamnar i var sin dottercell, figur 3, vänstra bilden. Denna process kallas meios och innebär också att de båda kromosomerna i paret byter segment med varandra. På så vis maximerar man möjligheten till omkombination av arvsanlag mellan generationerna. Meiosen hos kvinnan påbörjas i fosterstadiet då alla ägg anläggs. Man räknar med att det hos en kvinna när hon börjar menstruera finns ca 20 000 ägg varav endast ett fåtal mognar, ett per menscykel. Hos mannen börjar meiosen i puberteten och pågår under hela livet. Vid befruktningen smälter en spermie och ett ägg samman. Vardera har 23 kromosomer och därmed bibehålls kromosomtalet 46 från generation till generation. Vad som också sker vid meiosen är att de kromosomer som man fått från sina föräldrar blandas i nästa generation. I princip innehåller ägget och spermien hälften av kromosomerna från vardera föräldern.

Monogen nedärvning

Med monogen nedärvning menar man att en sjukdom eller en egenskap bestäms till allra största delen av allelerna i en specifik gen. Många av de ärftliga sjukdomarna orsakas av en enskild patogen genetisk variant i DNA. Detta kan leda till missbildningar och utvecklingsförseningar som visar sig vid födelsen eller mycket tidigt i livet, men också till sjukdomar som drabbar först i vuxen ålder som cancer-, demens- eller hjärtsjukdomar. De flesta monogent ärftliga sjukdomar är sällsynta, men det finns många och alla är inte kända. Man räknar med att det finns ca 21 000 gener men bara i 6 000 känner vi till ett samband mellan sjukdom och genförändring.

Ungefär 2 procent av alla nyfödda har någon form av missbildning som rapporteras till missbildningsregistret på Socialstyrelsen, och många av dessa har inte någon ärftlig orsak. Även om varje enskild ärftlig sjukdom är sällsynt så är ärftlig sjukdom sammantaget inte sällsynt; ungefär 1 av 25, det vill säga cirka 4 procent, av befolkningen kommer någon gång i livet att drabbas av sjukdom där den genetiska konstitutionen är den viktigast bidragande orsaken. Vad som är ett sällsynt tillstånd är en definitionsfråga och inom EU har man enats om en definition av vad sällsynt innebär. Om det föds färre än 1/2 000 vilket motsvarar 50/100 000 (=incidensen) kallas detta för sällsynt. Hur sällsynt det blir i befolkningen beror sedan på hur länge de med diagnosen lever; ju längre man lever ju fler personer finns (=prevalensen). Beroende på nedärvningsmönstret, som kan avslöjas genom släktträdet, så delar man in de monogena sjukdomarna i dominanta, recessiva samt autosomala och könskromosombundna.

Beroende på om den sjukdomsorsakande allelen har en effekt om den bara finns på den ena kromosomen eller om den måste finnas på båda så leder det till att nedärvningsmönstret blir olika. Det är också en skillnad om allelen finns på X-kromosomen jämfört med om den finns på en autosom. Man delar in nedärvningsmönstren i dominanta eller recessiva och i autosomala eller könskromosomala. Vid dominant nedärvning behöver bara en allel i genen ha en sjukdomsorsakande variant, medan vid recessiv måste båda allelerna vara patogena. De kan vara identiska eller drabba olika av baserna i den del av DNA-kedjan som utgör genen.

Autosomalt dominant nedärvning

Vid autosomalt dominant nedärvning ser man ofta i släktträdet att tillståndet finns i flera generationer. En förälder med egenskapen lämnar den i genomsnitt till hälften av sina barn. De som i sin tur fått anlaget för dem vidare till hälften av sina barn, medan de som inte har det inte heller kan föra det vidare, figur 4.

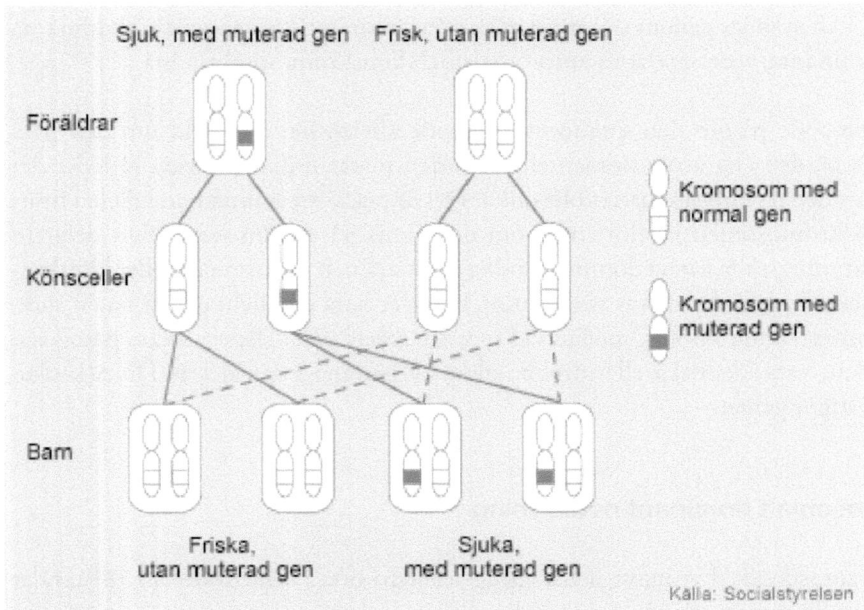

Figur 4. Autosomalt dominant nedärvning.

Dominant nedärvda tillstånd är ofta milda eller drabbar först i vuxen ålder, efter det man hunnit skaffa barn. Om det inte vore så skulle sjukdomen försvinna ur befolkningen då inte den drabbade skulle hinna skaffa barn innan den avled.

Om alla som bär på den patogena, sjukdomsassocierade till exempel som vid Huntingtons sjukdom säger man att *penetransen*, genomslagskraften, är 100 procent. Ofta är det också dock så att uttrycket, *expressiviteten*, av anlaget kan variera mellan olika släkter och mellan olika individer i samma släkt. Då kan man ibland se att personer som fått ett barn med egenskapen själv inte uttrycker den, men vid en genetisk analys finner man den specifika patogena varianten i den aktuella genen. Detta kallar man för att tillståndet har en *variabel eller nedsatt penetrans*.

Som nämnts ovan så måste en dominant sjukdom ge allvarliga symptom först efter att bäraren skaffat barn för att inte försvinna ur befolkningen. Undantaget är när det inträffat en nymutation, en nyuppkommen patogen variant. Vid vissa ärftliga sjukdomar är det inte ovanligt med nymutationer. Det innebär att sannolikheten för föräldrarna att få ett barn till med samma tillstånd är mycket liten. Dock vet vi att nymutationen inte behöver ha uppstått i det ägg eller den spermie som gett upphov till den drabbade individen, utan kan ha uppstått tidigare i utvecklingen av äggstockar eller testiklar. Då kan det finnas en liten upprepningsrisk. För personen med nymutationen gäller de vanliga reglerna för dominant nedärvning; hälften av barnen kommer att drabbas. Under senare år har man kunnat visa att sällsynta till synes sporadiska svåra missbildningssyndrom orsakats av dominanta nymutationer. Då dessa barn ofta är svårt sjuka och inte kommer att få egna barn så ser vi dem inte som dominant ärftliga.

Autosomalt recessiv nedärvning

Vid recessiv nedärvning så är uttrycket av anlaget kopplat till avsaknad av ett dominant normalanlag. Båda föräldrarna måste vara bärare av det recessiva anlaget, *heterozygota* anlagsbärare. De har då i varje graviditet 25 procents risk, 1/4 att överföra båda de recessiva anlagen till sitt barn, figur 5.

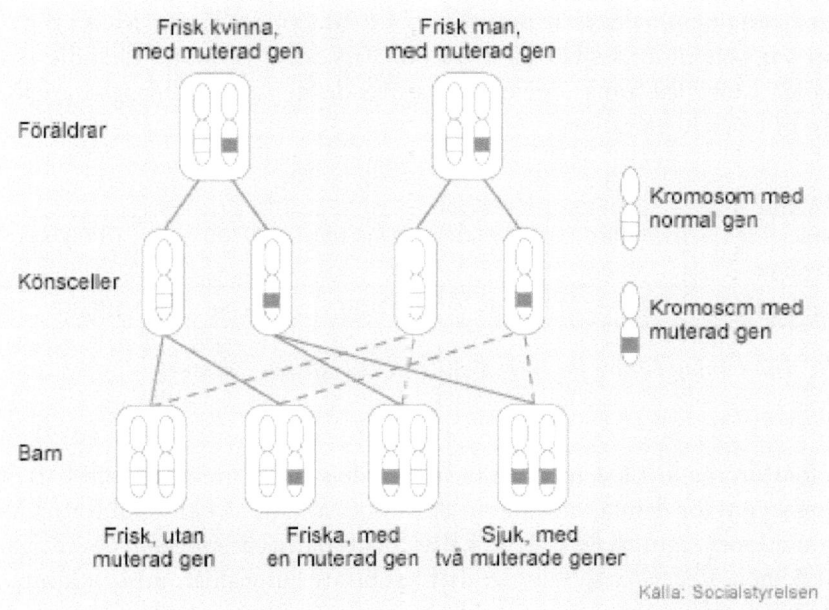

Figur 5. Autosomalt recessiv nedärvning.

Vid recessiva sjukdomar ser man sällan att det förekommer i mer än en generation och sannolikheten för ett par att få två sjuka barn är sannolikheten i varje graviditet 1/4, det vill säga 1/16. Därför ser man mera sällan familjära ansamlingar vid recessiva tillstånd. Vid recessiv nedärvning finns anlaget dolt i befolkningen; att vara anlagsbärare är inte skadligt och kan i vissa situationer till och med vara gynnsamt. Detta är en anledning till att recessiva sjukdomar som debuterar i barnaåren har större allvarlighetsgrad än de dominanta. Nedsatt penetrans och variabel expressivitet finns sannolikt också vid recessivt nedärvda sjukdomar, men är svårt att studera varför vi vet mindre i vilken utsträckning det förekommer.

Antalet anlagsbärare för ett recessivt anlag i befolkningen är mycket högre än antalet sjuka. Hur vanligt det är att vara *heterozygot* anlagsbärare kan beräknas ur ett matematiskt samband som kallas Hardy-Weinbergs lag. En förenklad och approximerad form av lagen kan användas då antalet recessivt sjuka är få. Formeln lyder 2x ; ett exempel: Om sjukdomens incidens är 1/10 000 är antalet anlagsbärare 2x vilket är lika med 1/50. Detta innebär att det är 200 gånger vanligare att vara heterozygot anlagsbärare än att vara homozygot för den patogena varianten. Således är det vanligt att vara anlagsbärare. Man räknar med att var och en av oss bär på 5–10 olika recessiva varianter för sällsynta sjukdomar. I tabellen finns angivet hur vanligt det är att vara anlagsbärare för en sällsynt recessiv mutation.

Tabell 1.

Incidens homozygota	1/5 000	1/10 000	1/40 000	1/100 000	1/1 000 000
Antal anlagsbärare	1/36	1/50	1/100	1/158	1/500

Tabell1. Antal anlagsbärare för en recessiv allel vid olika incidenser.

Om föräldrarna är släkt med varandra har de samma mutation och barnet blir homozygot för denna, medan om de är obesläktade så kan föräldrarna ha olika mutationer i samma gen. Detta kallas för att barnet är *compund heterozygot* för sjukdomen. Recessiva sjukdomar drabbar oftare i ung ålder; missbildningssyndrom och ämnesomsättningsrubbningar syns redan vid eller strax efter födelsen.

Av detta följer att sannolikheten att få ett barn med en allvarlig recessiv sjukdom är högre om man gifter sig med en nära släkting; man delar 1/8 av sin genetiska uppsättning med sina kusiner. I befolkningar där släktgiften av sociala skäl är vanliga ser man det som att det föds fler barn med ovanliga recessiva sjukdomar. Samma fenomen dyker upp i isolerade områden där det är svårt att träffa en partner utanför det nära geografiska område där man bor.

Könskromosombunden nedärvning

Y-bunden nedärvning

Y-kromosomen ärvs från far till son och innehåller samma uppsättning gener och genvarianter som fadern har. På Y-kromosomen finns ett anlag som styr könsutvecklingen i manlig riktning. Ett barn kan födas utan Y-kromosom vilket tyder på att det inte finns några gener som är livsviktiga. Däremot finns anlag som är viktiga för en normal spermieproduktion och defekter i något av dessa leder till dålig spermieproduktion eller sterilitet.

X-bunden recessiv nedärvning

En man har en X- och en Y-kromosom. X-kromosomen ärver han alltid från modern. Ett X-bundet recessivt anlag kan därför inte kompenseras av ett friskt på den andra kromosomen. Det kan endast kvinnor göra som har två. Detta innebär att det hos en man inte går att skilja på om nedärvnings-mönstret är recessivt eller dominant. En man kan inte dölja ett recessivt anlag på X-kromosomen. Det innebär att en son till en anlagsbärande kvinna antingen får sin mors friska eller skadade kromosom. För varje son hon föder blir sannolikheten 50 procent att det ska ha fått det skadade respektive det friska anlaget. Alla döttrar blir friska, men hälften anlagsbärare, figur 6.

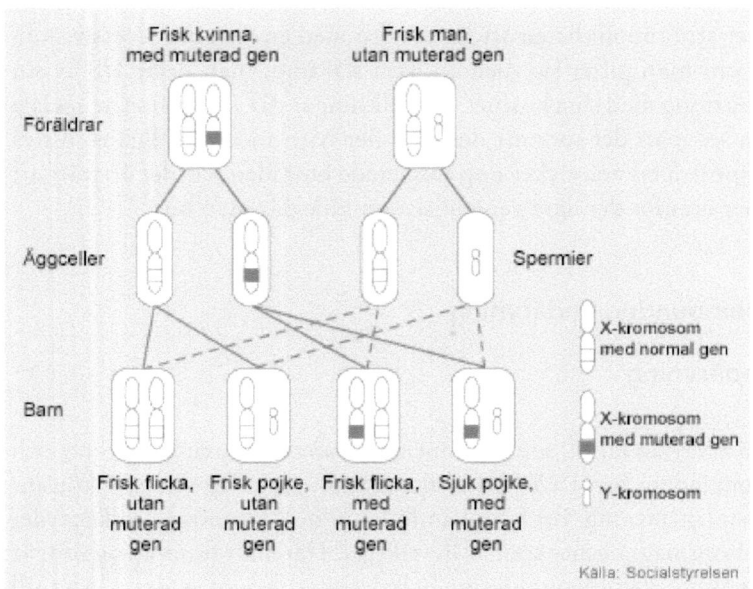

Figur 6. X-bundet recessiv nedärvning med kvinnlig anlagsbärare.

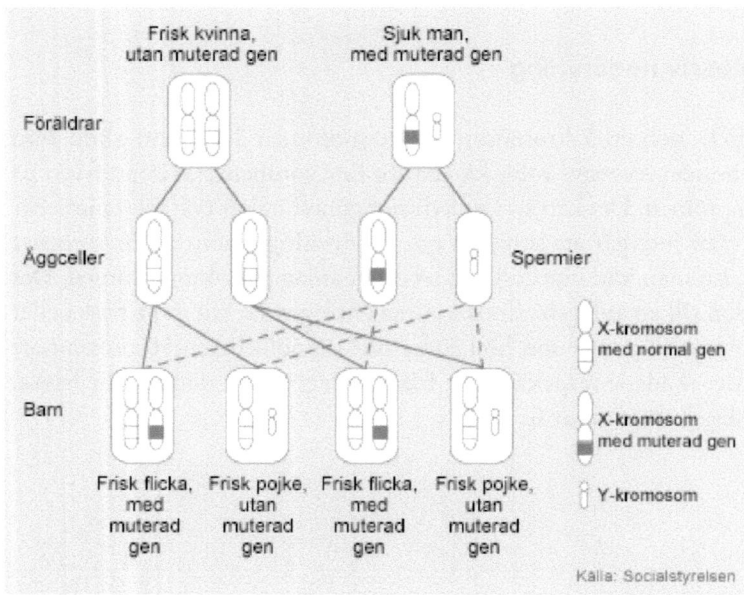

Figur 7. X-bundet recessiv nedärvning med manlig anlagsbärare.

När en man som bär på det skadade anlaget får barn med en kvinna som saknar det skadade anlaget blir alla söner friska då de får sin fars Y-kromosom medan alla döttrar blir anlagsbärare, figur 7.

Då både mannen och kvinnan är anlagsbärare visar han upp symptom medan hon inte gör det. I denna situation kan de få en dotter som är homozygot för det skadade anlaget och således visa symptom.

För att en kvinna ska visa symptom måste hon ha en far med tillståndet och en mor som är anlagsbärare. I denna situation blir alla döttrar friska anlagsbärare medan varje son har 50 procents risk att få det skadade anlaget.

X-bunden dominant nedärvning

Vid detta nedärvningsmönster finner man att för kvinnor så är nedärvningsmönstret samma som vid autosomalt dominant nedärvning, medan män som vid den recessiva nedärvningen alltid måste visa upp vad som finns på X-kromosomen.

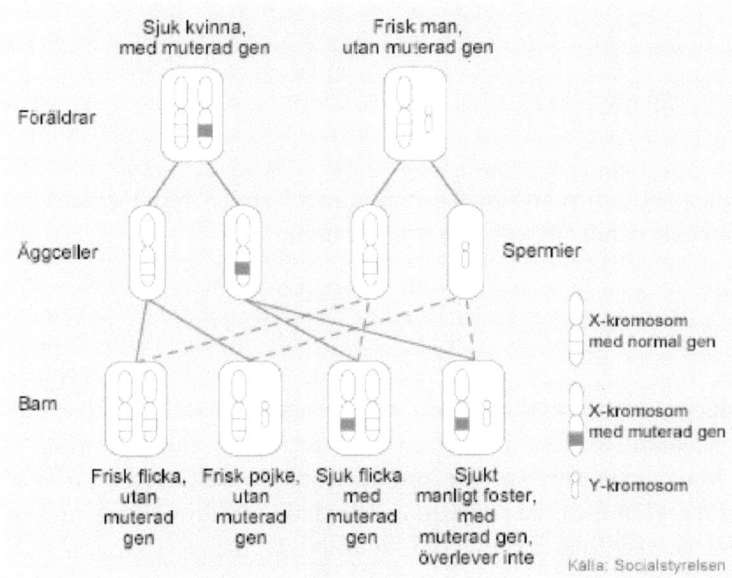

Figur 8. X-bundet dominant nedärvning med sjuk kvinna.

För en kvinna med tillståndet innebär det att hälften av hennes söner och hälften av hennes döttrar får tillståndet, figur 8. En man med anlaget får därmed bara sjuka döttrar medan alla sönerna blir friska, figur 9.

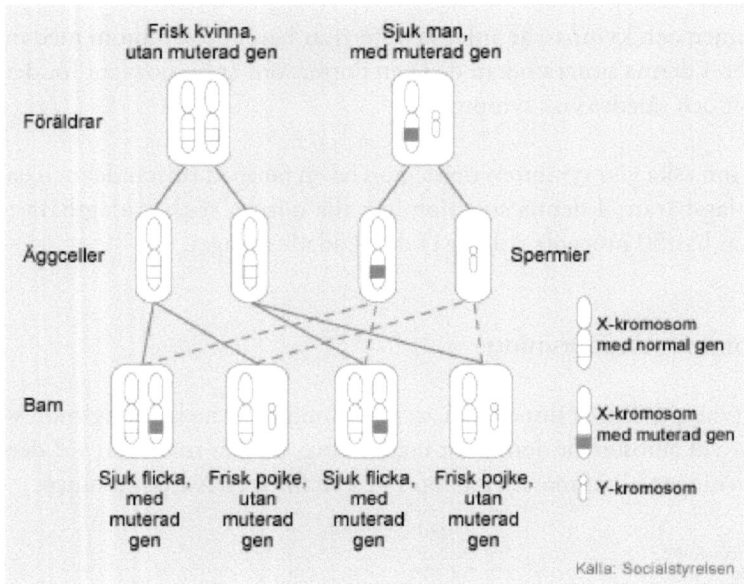

Figur 9. X-bundet dominant nedärvning med sjuk man.

Då kvinnan har två X-kromosomer och mannen bara en blir incidensen i befolkningen dubbelt så hög för kvinnor som för män.

Lyonisering

Vid vissa X-bundet recessiva sjukdomar kan man se att kvinnan ibland har mildare symptom än mannen. Detta beror på en process som kallas lyonisering efter forskaren Mary Lyon som var den som först beskrev fenomenet. Orsaken är att kvinnan, för att kompensera att mannen bara har en X-kromosom, mycket tidigt under fosterutvecklingen stänger av, inaktiverar, den ena av sina båda X-kromosomer. Därmed kommer hon i snitt i hälften av sina celler enbart att uttrycka den skadade X-kromosomen och i den andra den friska. Eftersom inaktiveringen är slumpmässig kan det variera i hur många celler i processen som är funktionsdugliga. Detta kan leda till att kvinnan ibland kan uppvisa symptom på ett X-bundet recessivt tillstånd.

Multipel alleli

Med multipel alleli menas att för en specifik gen kan det finnas fler än de två varianter av allelerna som vi finner på de båda kromosomerna. Dessa alleler kan ha olika nedärvningsmönster, dominant eller recessiv.

Ett exempel är blodgruppssystemet AB0. Vi känner till fyra olika varianter av blodgrupper, A, B, AB, och 0. Det finns tre olika alleler, A, B och 0, varav två samtidigt kan finnas på kromosomen. Det är så att A och B är båda dominanta och 0 är recessivt uttryckt. Det betyder att en person med blodgruppen A kan antingen ha allelerna AA eller A0 då 0 inte uttrycks. Samma gäller för B som kan ha genotyperna BB eller B0. När man har blodgruppen AB har man en av vardera A och B och båda uttrycks i samma cell. Blodgruppen 0 ser man bara om både A och B saknas.

Mitokondriell nedärvning

Utanför cellkärnan finns en organell, mitokondrien, som har ett eget DNA. Mitokondrien är viktig för cellandningen, det vill säga den bidrar till att omvandla sockerarter och syre till energi. Varje mitokondrie har en kromosom, men den finns i flera kopior och den saknar också cellkärna. Mitokondriens DNA är cirkulärt liksom bakteriens och man tror att i utvecklingens början slog sig en bakterie, en prokaryot cell, och en vanlig, eukaryot, cell samman i en symbios som visat sig vara så effektiv att i princip alla eukaryota organismer har mitokondrier. Mitokondrierna ärvs i princip bara på mödernet då de ligger i cytoplasman. Spermien injicerar sin cellkärna i ägget utan att några mitokondrier följer med.

Om det uppstår en patogen variant i en mitokondrie så kommer den bara att överföras med cytoplasman, det vill säga en man med en mitokondriell sjukdom kan inte överföra denna till sina barn.

Komplex nedärvning

Komplex eller som den ofta kallades förr multifaktoriell nedärvning, kännetecknas av att det kan finnas en familjär ansamling utan att man kan påvisa någon förändring i en enskild gen eller att sjukdomen i familjen följer ett monogent nedärvningsmönster. En del av variationen i ett sjukdomstillstånd kan förklaras med ärftliga skillnader medan en annan del beror på omgivningsfaktorer. Motsvarande gäller för den normala variationen människor emellan, det som gör varje människa unik.

För många sjukdoms- och missbildningstillstånd finner man en familjär ansamling som inte kan förklaras genom Mendelsk nedärvning, det vill säga tillståndet beror inte på högpenetrant förändring i endast en gen. Så är även fallet för mycket av den normala variation som gör varje individ unik. Denna variation kan vara multifaktoriell eller komplex; två mekanismer som ibland kan vara svåra att skilja från varandra.

Vid komplex nedärvning uppvisar egenskapen oftast en normalfördelning där 2/3 av populationen varierar inom en standardavvikelse och 95 procent inom två standardavvikelser, figur 10.

Exempel på sådana variationer syns i till exempel kroppslängd och blodtryck. Om man mäter kroppslängden på en större grupp personer finner man fler kortare personer än förväntat. Denna överrepresentation kan bero på såväl omgivningsfaktorer som näringsbrist under uppväxten som genetiska anlag för kortvuxenhet. Därför används begreppet komplex nedärvning för att beteckna att det vi ser som en sjukdomsbild/egenskap är en sammanvägd bild av olika arvs- och miljöfaktorer. I en grupp människor ser dock variationen kontinuerlig ut.

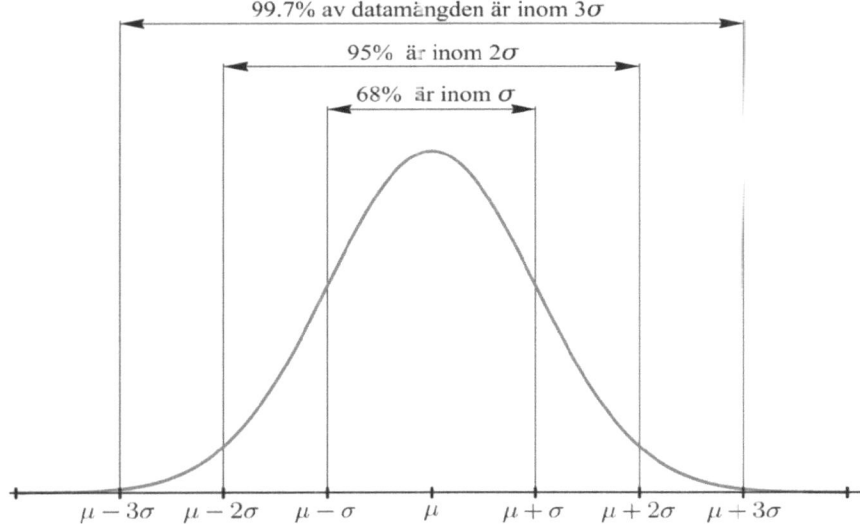

Figur 10. En normalfördelning med 1,2 och 3 standardavvikelser (σ) utmärkta.
Dessa mått används för att mäta signifikansen av avvikelsen från normalvärdet.
Om den är mer än 95 procent säger man att det finns en signifikant avvikelse.

Genomisk prägling

Genomisk prägling eller imprinting är ett begrepp som används för att förklara skillnader på en gens uttryck om den är nedärvd från modern eller fadern. Det har visat sig att det finns genpar där man bara kan uttrycka det anlag som man fått från en specifik förälder, mor eller far. När en man bildar sina könsceller så omprogrammerar han sin mors imprinting till manlig. På motsvarande sätt gör en kvinna i sina äggceller, omprogrammerar sin fars imprinting till kvinnlig. Om man får en skada i en sådan gen så är den inte synlig om den drabbat det avstängda anlaget, bara om det aktiva anlaget skadats.

Instabila mutationer och anticipation

Anticipation betyder att ett sjukdomstillstånd som är monogent nedärvt förändras mellan generationerna oftast så att sjukdomen debuterar tidigare eller och/eller med svårare symptom. Orsaken är att sjukdomen har en instabil DNA-sekvens där längden på en upprepad bassekvens i genen, vanligtvis en triplett, kan förlängas från en generation till en annan. Antalet sekvensrepetitioner är vanligen korrelerat till sjukdomsgrad. Expansionen sker i meiosen, och bara hos det ena könet; vissa sjukdomar har en maternell anticipation medan andra har en paternell.

Ett exempel är *dystrophia myotonica*, DM, en progredierande muskelsjukdom som nedärvs autosomalt dominant där symptomen förvärras för varje generation. Det orsakas av en ökad upprepning av en triplett, CTG, där antalet upprepningar ökar för varje generation. Expansionen i detta fall sker nästan alltid enbart då anlaget nedärvs från mor till barn.

Kromosomavvikelser

Med kromosomavvikelse, en cytogenetisk avvikelse, avser man vanligtvis en kromosomförändring som man kan se med ljusmikroskop i laboratoriet och de avvikelser man kan se med FISH-teknik (fluoroscent in situ hybridisering). Detta är relativt stora förändringar i arvsmassan, hela eller delar av kromosomer. Med genomisk kromosomavvikelse menar man sådana numeriska förändringar som kan ses med DNA-tekniker.

Numeriska autosomala kromosomavvikelser

Den vanligaste ljusmikroskopiska kromosomavvikelsen hos levande födda är en extra kromosom 21, trisomi 21 som leder till Downs syndrom. Sannolikheten att få ett barn med Downs syndrom ökar med den gravida kvinnans ålder. För en 25-årig kvinna är den ca 1/1200 för att stiga till 1/350 när hon är 35 och vidare till 1/100 vid 40 års ålder. Den fortsätter sedan att stiga så länge kvinnan är fertil. Genom att man sedan 1970-talet erbjudit fosterdiagnostik för kromosomavvikelser till kvinnor över 35 år har antalet födda barn med Downs syndrom inte ökat trots att åldern där kvinnan föder barn stigit. Under de senaste åren då nya former för fosterdiagnostik tillkommit och mer eller mindre alla kvinnor i landet som vill har tillgång till det så har antalet födda barn med trisomi 21 kraftigt minskat.

De allra flesta som föds med trisomi 21 har tre kromosomer 21. I ca 5 procent av fallen har barnet 46 kromosomer där den extra kromosomen 21 är kopplad till en annan kromosom, vanligen kromosom 14, en translokation.

Andra trisomier som kan förekomma hos levande födda är trisomi 13 och 18 som båda ger svåra missbildningssyndrom och där barnet sällan lever mer än ett par veckor. Monotonier, det vill säga att bara ha en kromosom av paret är för autosomer inte förenligt med liv.

Utan tillgång till fosterdiagnostik så räknar man med att ca 1 barn av 500 har en autosomal avvikelse, men med en ökande ålder för de gravida stiger denna siffra. Dock med de möjligheter som idag finns till fosterdiagnostik av kromosomavvikelser kommer antalet födda att minska kraftigt framöver.

Numeriska könskromosomavvikelser

Könskromosomavvikelser har generellt betydligt mindre fenotypiska särdrag än autosomala avvikelser. Med undantag för monosomi X, Turners syndrom, ser de ut som vem som helst, men kromosomavvikelsen påverkar framför allt den psykiska utvecklingen och hälsan och leder till infertilitet eller sänkt fertilitet. Man räknar med att ca 1/500 föds med en könskromosomavvikelse.

Strukturella kromosomavvikelser

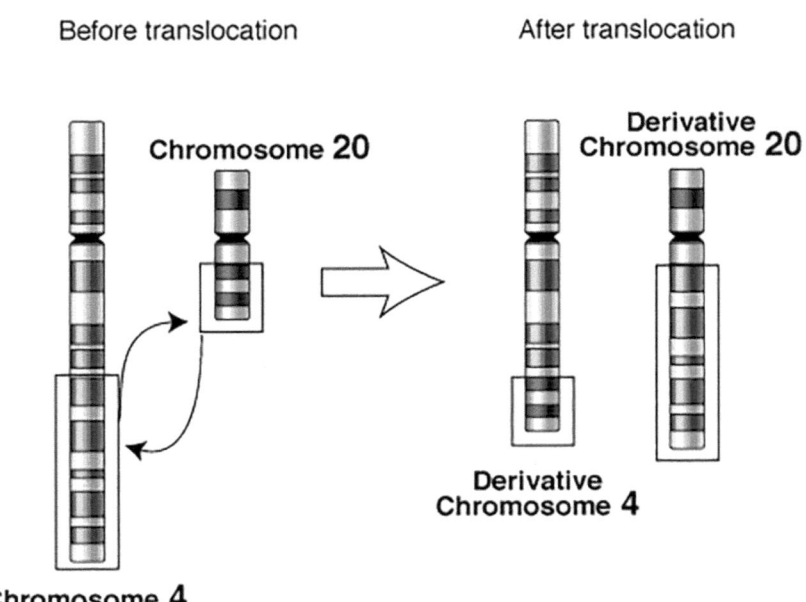

Figur 11. Bilden illustrerar en balanserad translokation mellan kromosomerna 4 och 20 där segment på de långa armarna har bytt plats med varandra.

Med strukturell avvikelse menar man en förändring i arvsmassan där kromosomsegment kan byta plats med varandra. En sådan förändring kan vara balanserad, det vill säga det finns vare sig för mycket eller för lite av kromosomerna, figur 11.

När en translokation genomgår en meios måste de lika delarna på kromosomerna leta reda på varandra. I den påföljande celldelningen finn risk att de separerar på ett felaktigt sätt vilket leder till en obalanserad kromosomuppsättning, figur 12.

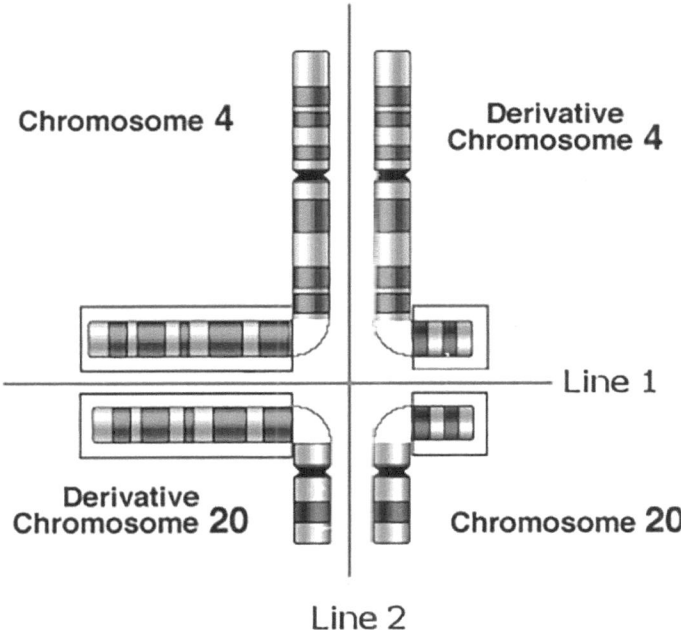

Chromosome 4

Derivative
Chromosome 4

Line 1

Derivative
Chromosome 20

Chromosome 20

Line 2

Figur 12. I meiosen bildar de båda ingående kromosomparen en kvadrivalent.
Vid separationen måste de båda diagonala kromosomerna följas åt till samma
dottercell. I alla andra fall leder det till en obalanserad kromosomavvikelse.

Andra former av strukturella kromosomavvikelser utgörs av inversioner – ett
kromosomsegment som roterat 180 grader på sin plats i kromosomen, deletio-
ner – förlust av del av kromosom, duplikation – ett kromosomsegment har för-
dubblats. En speciell form av kromosomavvikelse utgörs av isokromosomen – en
kromosom har gått sönder i centromeren och består av de två korta eller de två
långa armarna.

Genomiska kromosomavvikelser

Med molekylära tekniker kan man också se avvikelser i kromosomernas struktur och mängd. Med genomisk array kan man avslöja små deletioner och duplikationer. En del av dessa ingår i normalvariationen och ibland kan det vara svårt för laboratoriet att tolka om en sådan variant är sjukdomsrelaterad eller ej.

Med exom- och helgenomteknikerna kan man studera hela arvsmassan. Detta är komplicerade tekniker som ofta leder till att man får oklara fynd, det vill säga förändringar vars patogena valör inte kan bestämmas. Efter hand som fler och fler genomanalyserats lär vi oss mer om normalvariationen och kommer därigenom att bättre kunna utnyttja potentialen i dessa teknikers förmåga att avslöja sjukdomsassocierad genetiks variation.

Genetisk vägledning vid monogent arv och kromosomavvikelser

Den genetiska vägledningen måste relateras till diagnos och om patienten själv har sjukdomen, en anhörig eller ens barn. Den måste också utgå från vilket nedärvningsmönster som tillståndet har; om det finns möjligheter till behandling, fosterdiagnostik eller förebyggande åtgärder för den som ännu inte insjuknat, eller om det enbart finns lindrande åtgärder.

För svårt handikappande kromosomavvikelser eller recessiva sjukdomar utan botande behandling och som debuterar i barnaåren är information om fosterdiagnostik viktigt. Informationsspridning till föräldrars syskon och andra släktingar är också viktigt då det finns en ökad risk för nära anhöriga att få barn med samma tillstånd. Frågor som rör barnets behandling och prognos bör hänvisas till specialistläkare om man inte själv har denna kunskap.

För sjukdomar, med debut under vuxenåren eller senare i livet, är frågor om behandling kopplade till den specifika genetiska diagnosen eller för friska anhöriga förebyggande åtgärder, viktiga för beslut om man vill göra en presymptomatisk testning eller inte. En speciell situation är den där vi har ett dominant tillstånd med hög penetrans och utan botande behandling. Den presymptomatiska testningen kan frikänna från anlagsbärarskap, men också motsatsen – att man får reda på att en livslängd är begränsad jämfört med andra familjemedlemmar.

Detta appendix ger en kort introduktion till den kliniska genetiken. Bilderna i detta appendix är hämtade från Creative Commons om inte annat anges. För djupare förståelse av genetikens grundprinciper hänvisas till läroböcker i litteraturförteckningen.

Fördjupningslitteratur klinisk genetik

Clarke A. *Harper's Practical Genetic Counselling, 8th ed.* 2019, CRC press.

Kristoffersson U., Soller M. *Medicinsk genetik – en introduktion 3:e upplagan,* Studentlitteratur 2021.

McKinlay Gardner RJ., Amor DJ. *Chromosome abnormalities and genetic counselling, 5th ed.* 2018, Oxford University Press.

Strachan T., Read A. *Human Molecular Genetics, 5th ed.* 2018 Garland Publishing.